Bianca Joggerst

Fühl dich wohl

Meditationen für Schwangerschaft und Geburt

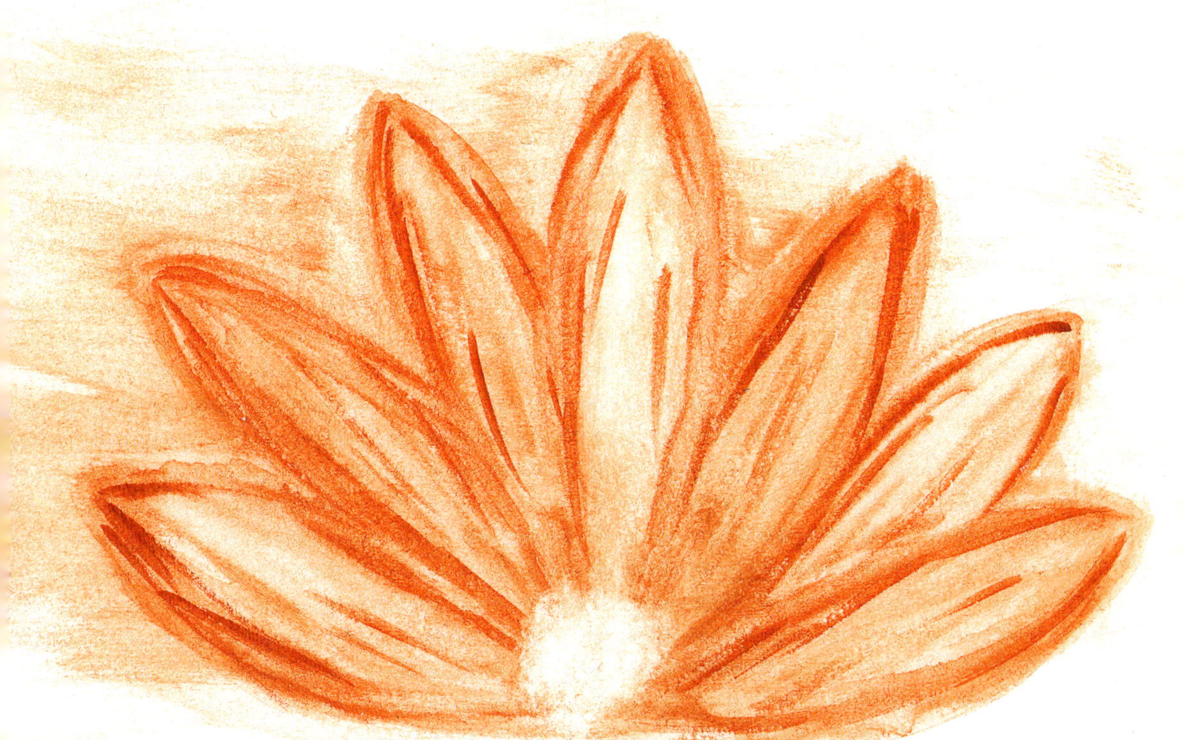

Stadelmann Verlag

ISBN 978-3-9811304-5-4

© 2011 Stadelmann Verlag
Nesso 8, 87487 Wiggensbach
Fax: 0049 (0) 8370 8896
www.stadelmann-verlag.de
E-Mail: bestellung@stadelmann-verlag.de

Umschlag und Illustration: Beate Schulz, Hohberg
Lektorat: Marina Burwitz, München
Satz: Markus Keller, Schongau
Herstellung: Thomas Stadelmann, Wiggensbach
Druck und Bindung: Kösel, Krugzell
Gedruckt in Deutschland auf umweltfreundlich hergestelltem Bilderdruckpapier
(säurefrei und chlorfrei gebleicht)

Inhaltsverzeichnis

CD 2

Vorwort

Dieses Buch liegt mir schon seit einiger Zeit am Herzen. Es entstand aus den Erlebnissen während meiner eigenen drei Schwangerschaften und Geburten sowie meinen Erfahrungen mit den Patientinnen in meiner Naturheilpraxis.

Eine Schwangerschaft, eine Geburt, das Muttersein sind einzigartige Erlebnisse. Doch oftmals können wir uns gar nicht mehr darauf einlassen, weil uns das Vertrauen in uns und die Natur abhanden gekommen ist. Wir Frauen haben unser Bewusstsein für das Frausein verloren. Wir hören nicht mehr auf unser Bauchgefühl, unsere Intuition, was eigentlich zu den Stärken einer Frau gehört. Dabei ist es gerade dieses Naturvertrauen, das uns Schwangerschaft und Muttersein erst genießen lässt.

Wir sollten deshalb unsere Weiblichkeit neu kennen- und schätzen lernen, wieder auf unser Bauchgefühl vertrauen und unser Frausein genießen. Wir Frauen haben schon immer Kinder auf die Welt gebracht und in unserem tiefsten Inneren wissen wir auch, wie das geht. Mit der Verbindung zu unserem inneren Wissen können wir uns entspannt fallen lassen und das Wunder einer Geburt mit Freude erleben.

Die Meditationen in diesem Buch sollen helfen, die Verbindung zur inneren Weiblichkeit wieder herzustellen und Vertrauen zu fassen. Sie sollen dazu anleiten, den Körper wahrzunehmen und Vorgänge im Körper bewusst zu beeinflussen. Und nicht zuletzt sollen sie die Fähigkeit zu entspannen, sich fallen zu lassen und gleichzeitig loszulassen, schulen, denn sie ist die beste Unterstützung für eine natürliche Geburt.

Allgemeines zu den Meditationen

In diesem Buch findest du Meditationen, die dich auf eine Schwangerschaft vorbereiten, diese begleiten und dich nach einer Geburt als Frau und Mutter unterstützen. Die Meditationen sind Geschichten, die du mit deinem inneren Auge sehen kannst. Für manche ist es am Anfang schwierig, Bilder innerlich wahrzunehmen. Je gelassener du dich jedoch auf eine Meditation einlässt, desto einfacher zeigen sich die Geschichten. Setze dich dabei nicht unter Druck, lasse dich einfach treiben. Manchmal nimmt deine Geschichte auch einen anderen Verlauf, als ich ihn erzähle. Lasse es zu und schau dir deine Geschichte genau an. Es kann auch sein, dass während einer Meditation immer wieder Alltagsgedanken von dir Besitz ergreifen. Nimm sie einfach wahr und lasse sie ziehen, ohne bei einem bestimmten Gedanken hängen zu bleiben.

Suche dir einen passenden Ort, an dem du dich wohlfühlst. Sage anderen in deiner Umgebung Bescheid, dass du jetzt einige Zeit Ruhe für eine Meditation brauchst. Stelle am besten auch das Telefon ab. Nimm dir genügend Zeit für die Meditation. Suche dir eine bequeme Unterlage. Warme Strümpfe und eine Decke helfen dir dabei, während der Meditation nicht auszukühlen. Falls du deine Erlebnisse mit der Meditation aufschreiben möchtest, lege dir Stift und Papier bereit.

Schau dir das jeweilige Bild zur Meditation in diesem Buch an und verweile mit deinen Gedanken einige Zeit dort. Lasse deinen Gedanken dabei freien Lauf. Die Aquarelle können dir dabei helfen, Bilder vor deinem inneren Auge entstehen zu lassen. Die Musik auf der CD unterstützt dich dabei, dich in eine Geschichte zu versenken. Zusammen mit den Bildern begleitet sie dich auf den Reisen zu dir selbst und zu deinem Baby.

Horche in dich hinein, was du brauchst, um dich ganz wohl zu fühlen, und lege dich möglichst bequem hin. Genieße die Ruhe und Entspannung danach. Gönne Dir so oft wie möglich die Zeit für eine Meditation, damit der Entspannungszustand auch während der Geburt für dich abrufbar ist.

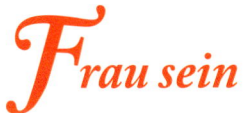rau sein

Eigentlich verfügt jede Frau über ein ausgeprägtes natürliches Bauchgefühl. Da viele Frauen es jedoch verlernt haben, auf ihre Intuition zu hören und ihren Körper und seine Bedürfnisse wahrzunehmen, muss diese Fähigkeit erst wieder trainiert werden.

Die folgenden Meditationen sollen dich in deinem Frausein unterstützen und das natürliche Band zwischen dir und deinem Körper festigen. Sie stärken dein Wohlbefinden vor, während und auch nach einer Schwangerschaft. Du kannst sie sooft genießen, wie du willst.

Meditation, um die innere Weiblichkeit (wieder) zu finden

Diese Meditation wird dir immer eine Hilfe sein. Sie schafft Vertrauen in die eigenen Instinkte und Empfindungen. Sie hilft dir, deinen Weg als Frau und Mutter zu finden.

Lege dich bequem hin und spüre deinen Körper, wie er auf der Unterlage aufliegt. Lasse dich ganz auf die Unterlage herabsinken. Konzentriere dich auf deine Atmung. Versuche dich bei jedem Ausatmen ein wenig mehr von der Unterlage tragen zu lassen. Lasse dich mit jedem Ausatmen tiefer sinken.

Konzentriere dich nun auf deine Kopfhaut. Versuche sie ganz locker zu lassen, glätte auch die Falten auf deiner Stirn. Schließe die Augen ganz locker. Deine Zunge liegt entspannt im Mundboden. Nimm deine Schultern wahr und lasse sie ganz tief sinken. Auch deine Arme dürfen sich ausruhen. Gib das ganze Gewicht deiner Arme an die Unterlage ab. Deine Beine fallen locker auseinander und ruhen auf der Unterlage. Mit jedem Ausatmen spürst du, wie sich jede Faser deines Körpers entspannt.

Stelle dir nun vor, du stehst unter einer Lichtdusche. Ein helles angenehmes Licht umspült deinen Körper von oben nach unten und spült alle Blockaden weg. Genieße das Licht und spüre, wie dein ganzer Körper durch das Licht allmählich zu leuchten beginnt.

Stelle dir vor, du stehst auf einer Wiese. Lasse die Wiese ganz lebendig vor deinem inneren Auge entstehen. Schau dich auf der Wiese genau um. Vielleicht kannst du dort auch einen großen alten Baum sehen. Wenn du willst, kannst du zu dem Baum hingehen.

Betrachte den Baum ganz intensiv. Versuche alles an ihm zu erfassen und wahrzunehmen. Vielleicht möchtest du ihn auch berühren. Lasse dir die Zeit, die du brauchst, um den Baum kennenzulernen. Wenn du um den Baum herum gehst, siehst du vielleicht eine Öffnung im Baum, eine Tür. Der Baum lädt dich ein einzutreten. Wenn du willst, kannst du durch die Öffnung in das Innere des Baumes gehen. Im Baum siehst du einen großen Raum mit einer Treppe, die nach unten führt. Schau den Raum genau an: Hast du dir das Innere des Baumes so vorgestellt? Der Baum lädt dich ein, die Treppe nach unten zu steigen, ihn noch tiefer zu erforschen. Wenn du möchtest, steige langsam die Treppe nach unten und schau dich dort um. Die Stufen führen immer weiter in die Tiefe. Versuche auf dem Weg nach unten alles wahrzunehmen. Vielleicht siehst du die kräftigen Wurzeln des Baumes, die tief im Erdboden verankert sind. Wie fühlst du dich?

Plötzlich enden die Stufen an einer Liane. Schau dir die Liane genau an. Die Liane reicht bis zum Boden hinab. Wenn du möchtest, kannst du dich an die Liane hängen und dich mit ihr sanft zum Boden schwingen. Genieße das Gefühl. Vielleicht fühlst du dich, als ob du fliegst, ganz frei, oder vielleicht hast du ein ganz anderes Gefühl dabei. Nimm deine Gefühle bewusst wahr. Wenn du sanft am Boden angekommen bist, schau dich in Ruhe dort um. Eventuell wirst du schon von einer Frau erwartet. Es kann aber auch sein, dass sie dir erst nach einer Weile entgegenkommt. Wenn du möchtest, kannst du dich der Frau vorstellen und sie fragen, wer sie ist. Vielleicht stellt sie sich dir als deine Urfrau, deine Instinktfrau, deine Wolfsfrau, als deine ureigene innere weibliche Seele vor. Wenn du möchtest, kannst du dich eine Weile mit ihr unterhalten oder ihr auch Fragen stellen. Nimm dir dazu so viel Zeit, wie du brauchst. Genieße die Zeit.

Wenn du bereit für den Rückweg bist, kannst du deine innere Frau umarmen und sie fragen, ob sie mit dir kommen will. Wenn sie mitkommen möchte, kann sie dich auf deinem Rückweg begleiten. Vielleicht gibt sie dir aber auch einfach etwas mit, zum Beispiel einen Rat, eine Frage, ein Geschenk, oder sie lädt dich zu einem weiteren Besuch ein.

Gehe wieder langsam zurück zu der Liane. Schau genau hin, vielleicht siehst du, dass die Stufen der Treppe nun bis zum Boden reichen und aus der Liane ein Geländer geworden ist. Du kannst die Stufen jetzt wieder nach oben gehen. Falls dich deine innere Frau begleitet, achte darauf, wie sie mit dir geht: Geht ihr Hand in Hand, hintereinander, einfach nebeneinander, trägt eine die andere …?

Falls du allein die Stufen nach oben gehst, kannst du dich auch noch einmal umdrehen und deiner inneren Frau zum Abschied winken. Schau dir den Weg nach oben genau an. Hat sich etwas verändert? Wenn du oben angekommen bist, schau dir den Raum an. Wie nimmst du ihn jetzt wahr? Bedanke dich bei dem Baum für diese Reise zu deiner inneren Weiblichkeit. Gehe wieder durch die Tür im Baum nach draußen. Du kannst den Baum auch gerne noch einmal umarmen oder befühlen und dich dann von ihm verabschieden. Wende dich dann wieder der Wiese zu. Wie nimmst du die Wiese jetzt wahr? Wie fühlst du dich nun als Frau? Spüre dich und deine Weiblichkeit ganz intensiv.

Verabschiede dich von dem Baum.

Spüre deinen Körper, wie er auf der Unterlage liegt. Spüre, welche Teile deines Körpers Kontakt mit der Unterlage haben. Nimm dich nun wieder ganz bewusst im Raum wahr und fange langsam an, dich in deinem eigenen Rhythmus zu bewegen. Atme tief durch und öffne, wenn du wieder dazu bereit bist, deine Augen. Sei wieder ganz im Hier und Jetzt.

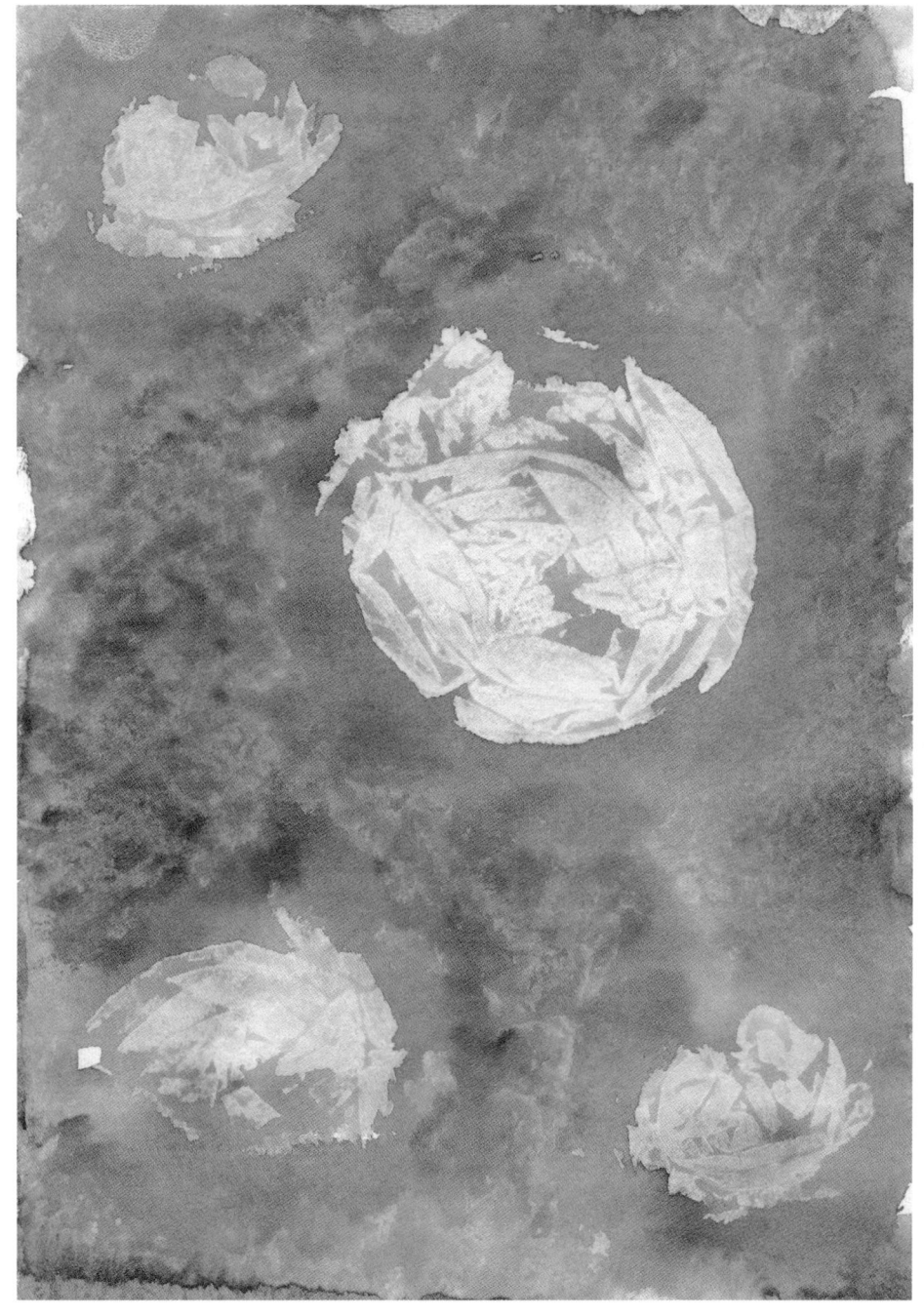

Chakra-Meditation

Dies ist eine Meditation, die du vor, während und auch nach einer Schwangerschaft zu deinem Wohlbefinden einsetzen kannst. Die Meditation bringt die Energie in deinem Körper zum Fließen und schafft einen harmonischen Ausgleich.

Lege dich bequem hin und spüre deinen Körper, wie er auf der Unterlage aufliegt. Lasse dich ganz auf die Unterlage herabsinken. Konzentriere dich auf deine Atmung. Versuche dich bei jedem Ausatmen ein wenig mehr von der Unterlage tragen zu lassen. Lasse dich mit jedem Ausatmen tiefer sinken.

Konzentriere dich nun auf deine Kopfhaut. Versuche sie ganz locker zu lassen, glätte auch die Falten auf deiner Stirn. Schließe die Augen ganz locker. Deine Zunge liegt entspannt im Mundboden. Nimm deine Schultern wahr und lasse sie ganz tief sinken. Auch deine Arme dürfen sich ausruhen. Gib das ganze Gewicht deiner Arme an die Unterlage ab. Deine Beine fallen locker auseinander und ruhen auf der Unterlage. Mit jedem Ausatmen spürst du, wie sich jede Faser deines Körpers entspannt.

Stelle dir nun vor, du stehst unter einer Lichtdusche. Ein helles angenehmes Licht umspült deinen Körper von oben nach unten und spült alle Blockaden weg. Genieße das Licht und spüre, wie dein ganzer Körper durch das Licht allmählich zu leuchten beginnt.

Lenke deine Aufmerksamkeit auf dein Wurzelchakra. Es liegt im Bereich deines Beckenbodens. Nimm diesen Bereich jetzt ganz intensiv wahr. Stelle dir dazu die Farbe Rot vor.

Vielleicht möchtest du in Gedanken in der Farbe Rot baden oder dich in roter Kleidung vorstellen oder an eine rote Tomate oder Erdbeere denken. Mache dir einfach die Farbe Rot bewusst.

Sage dir in Gedanken mehrmals: „Ich spüre mich und meinen Körper ganz intensiv. Ich spüre eine tiefe Verwurzelung mit der Mutter Erde und vertraue dem Fluss des Lebens. Ich spüre."

Wandere mit deinen Gedanken jetzt zu deinem Unterbauch und nimm dein Sakralchakra ganz deutlich wahr. Lasse die Farbe Orange dazu ganz deutlich vor deinem inneren Auge erscheinen. Vielleicht durch das Bild einer Orange, durch orangefarbene Kleidung, Goldfische oder durch etwas ganz anderes.

Sage dir in Gedanken mehrmals: „Ich spüre in mir und meinem Körper die Kraft des Lebens und genieße das Leben mit jeder Faser meines Körpers. Ich genieße."

Nun nimm den Bereich kurz oberhalb deines Bauchnabels ganz deutlich wahr. Wie fühlst du dein Nabelchakra? Stelle dir jetzt die Farbe Gelb ganz intensiv vor. Vielleicht kann dir das Bild der Sonne, einer Sonnenblume oder einer Löwenzahnblüte dabei helfen.

Sage dir in Gedanken mehrmals: „Ich habe tiefes Vertrauen in mich und meine Gefühle. Ich vertraue auf mein Bauchgefühl. Ich vertraue."

Spüre jetzt ganz deutlich deinen Brustkorb. Hier ist der Sitz deines Herzchakras. Stelle dir dazu die Farbe Grün vor. Vielleicht hilft dir dabei, dir vorzustellen, dass du auf einer saftig grünen Wiese liegst.

Sage dir in Gedanken mehrmals: „Ich liebe mich selbst, so wie ich bin. Meinen Mitmenschen schenke ich Liebe und Mitgefühl. Ich liebe."

Wie fühlt sich dein Hals an? Spüre ihn ganz deutlich. Hier befindet sich dein Halschakra. Nimm nun die Farbe Blau wahr. Hierbei kann dir das Bild des Meeres oder des Himmels behilflich sein.

Sage dir in Gedanken mehrmals: „Ich bin offen und höre auf meine innere Stimme. Ich bin frei zu leben, was sie mir rät. Ich höre und lebe."

Nun nimm den Bereich zwischen deinen Augenbrauen wahr. Spüre hier dein Stirnchakra, dein drittes Auge. Verdeutliche dir die Farbe Indigo. Vielleicht hilft dir dabei die Vorstellung eines Abendhimmels. Indigoblau ist das dunkle Blau des Himmels, kurz bevor die leuchtenden Sterne sichtbar werden.

Sage dir in Gedanken mehrmals: „Ich spüre mein inneres Licht. Ich leuchte."

Spüre jetzt den höchsten Punkt deines Kopfes ganz deutlich. Hier ist der Sitz deines Kronenchakras. Lasse die Farbe Violett vor deinem inneren Auge erscheinen. Der Gedanke an einen Fliederstrauch kann dir vielleicht dabei helfen.

Sage dir in Gedanken mehrmals: „Ich bin Teil des großen Ganzen. Ich spüre eine Verbindung mit der unendlichen Energie. Ich bin verbunden."

Nun lasse vor deinem inneren Auge einen Regenbogen erscheinen. Nimm noch einmal nacheinander jede einzelne Farbe wahr.

Lasse dich zuerst von der Farbe Lila umgeben.

Dann bist du umflutet von der Farbe Indigo.

Hülle Dich ganz in die Farbe Blau ein.

Nun spüre um dich herum die Farbe Grün.

Dann spüre die Farbe Gelb.

Nun hülle dich in die Farbe Orange.

Zum Schluss spüre noch einmal ganz intensiv die Farbe Rot.

Spüre den ganzen Regenbogen in dir. Spüre sein Leuchten. Spüre, wie du leuchtest und genieße dieses Gefühl.

Spüre deinen Körper, wie er auf der Unterlage liegt. Spüre, welche Teile deines Körpers Kontakt mit der Unterlage haben. Nimm dich nun wieder ganz bewusst im Raum wahr und fange langsam an, dich in deinem eigenen Rhythmus zu bewegen. Atme tief durch und öffne, wenn du wieder dazu bereit bist, deine Augen. Sei wieder ganz im Hier und Jetzt.

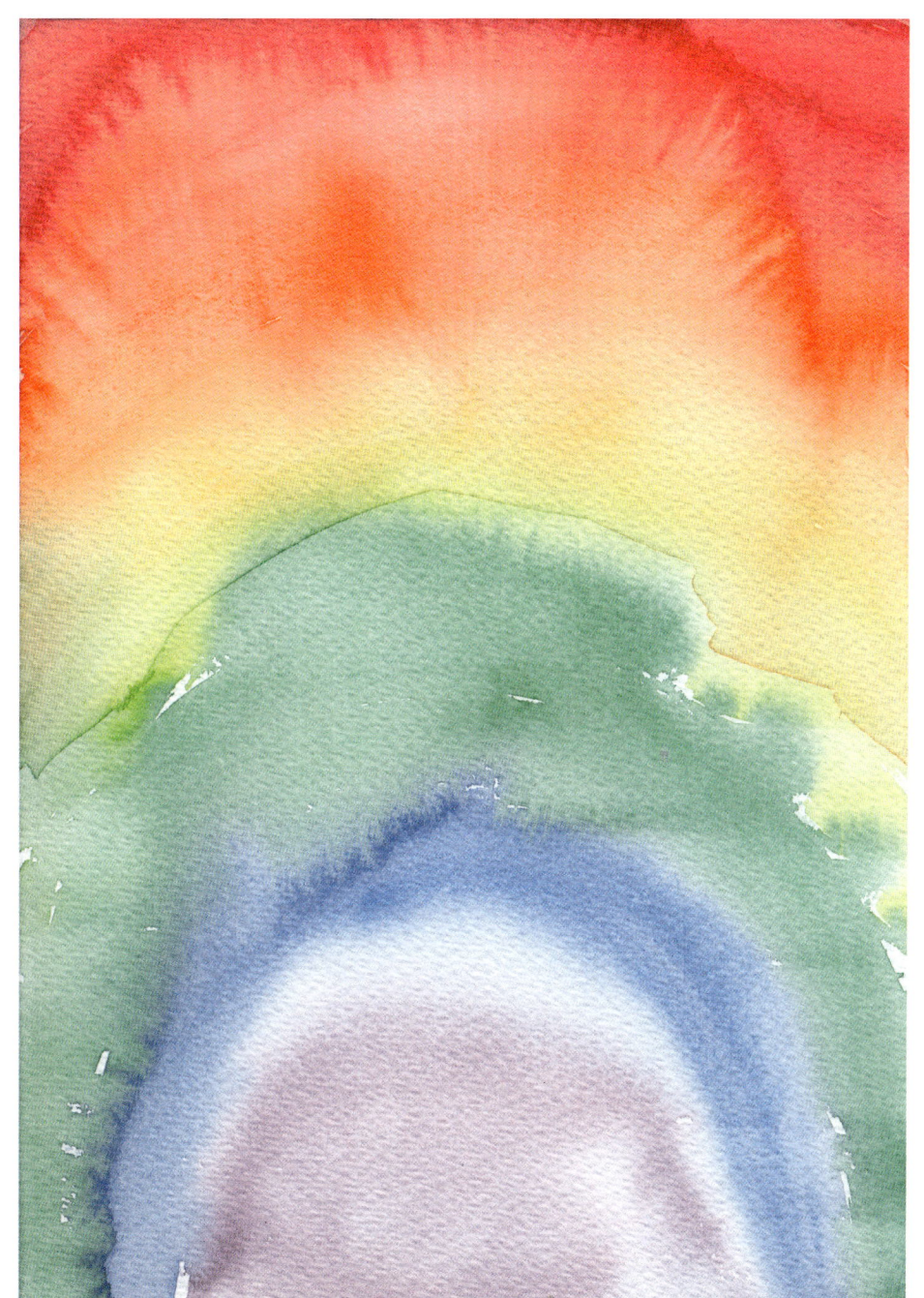

Schwangerschaft

In den nächsten Wochen und Monaten wirst du dich mit vielen Fragen und Themen beschäftigen. Manche Gedanken werden durch deine körperlichen Veränderungen ausgelöst, andere setzen sich mit der tief greifenden Veränderung in deinem Leben auseinander.

Die folgenden Meditationen können dich darin unterstützen, vertrauensvoll dieses Wunder der Natur, deine Schwangerschaft, zu genießen. Sie können dir helfen, mögliche Beschwerden zu lindern sowie ein Band zwischen dir und deinem Kind wachsen zu lassen. Je häufiger du eine Meditation durchführst, desto einfacher wird sich dein Körper darauf einlassen und sich entspannen können.

Meditation zur Vorbereitung auf eine Schwangerschaft

Vielleicht hältst du dieses Buch in Händen, obwohl du noch gar nicht schwanger bist. Heutzutage planen viele Frauen eine Schwangerschaft und setzen sich schon früh damit auseinander. Mit dieser Meditation kannst du deine Gebärmutter als Heim für dein Baby vorbereiten.

Lege dich bequem hin und spüre deinen Körper, wie er auf der Unterlage aufliegt. Lasse dich ganz auf die Unterlage herabsinken. Konzentriere dich auf deine Atmung. Versuche dich bei jedem Ausatmen ein wenig mehr von der Unterlage tragen zu lassen. Lasse dich mit jedem Ausatmen tiefer sinken.

Konzentriere dich nun auf deine Kopfhaut. Versuche sie ganz locker zu lassen, glätte auch die Falten auf deiner Stirn. Schließe die Augen ganz locker. Deine Zunge liegt entspannt im Mundboden. Nimm deine Schultern wahr und lasse sie ganz tief sinken. Auch deine Arme dürfen sich ausruhen. Gib das ganze Gewicht deiner Arme an die Unterlage ab. Deine Beine fallen locker auseinander und ruhen auf der Unterlage. Mit jedem Ausatmen spürst du, wie sich jede Faser deines Körpers entspannt.

Stelle dir nun vor, du stehst unter einer Lichtdusche. Ein helles angenehmes Licht umspült deinen Körper von oben nach unten und spült alle Blockaden weg. Genieße das Licht und spüre, wie dein ganzer Körper durch das Licht allmählich zu leuchten beginnt.

Lenke deine Gedanken auf deinen Bauch. Spüre das Licht dort ganz besonders. Du fühlst, wie sich eine angenehme Wärme in deinem Bauch ausbreitet.

Wandere mit den Gedanken zu deiner Gebärmutter. Nimm sie ganz deutlich vor deinem inneren Auge wahr. Stelle dir vor, wie deine Gebärmutter zu leuchten beginnt. Sie wird während der Schwangerschaft

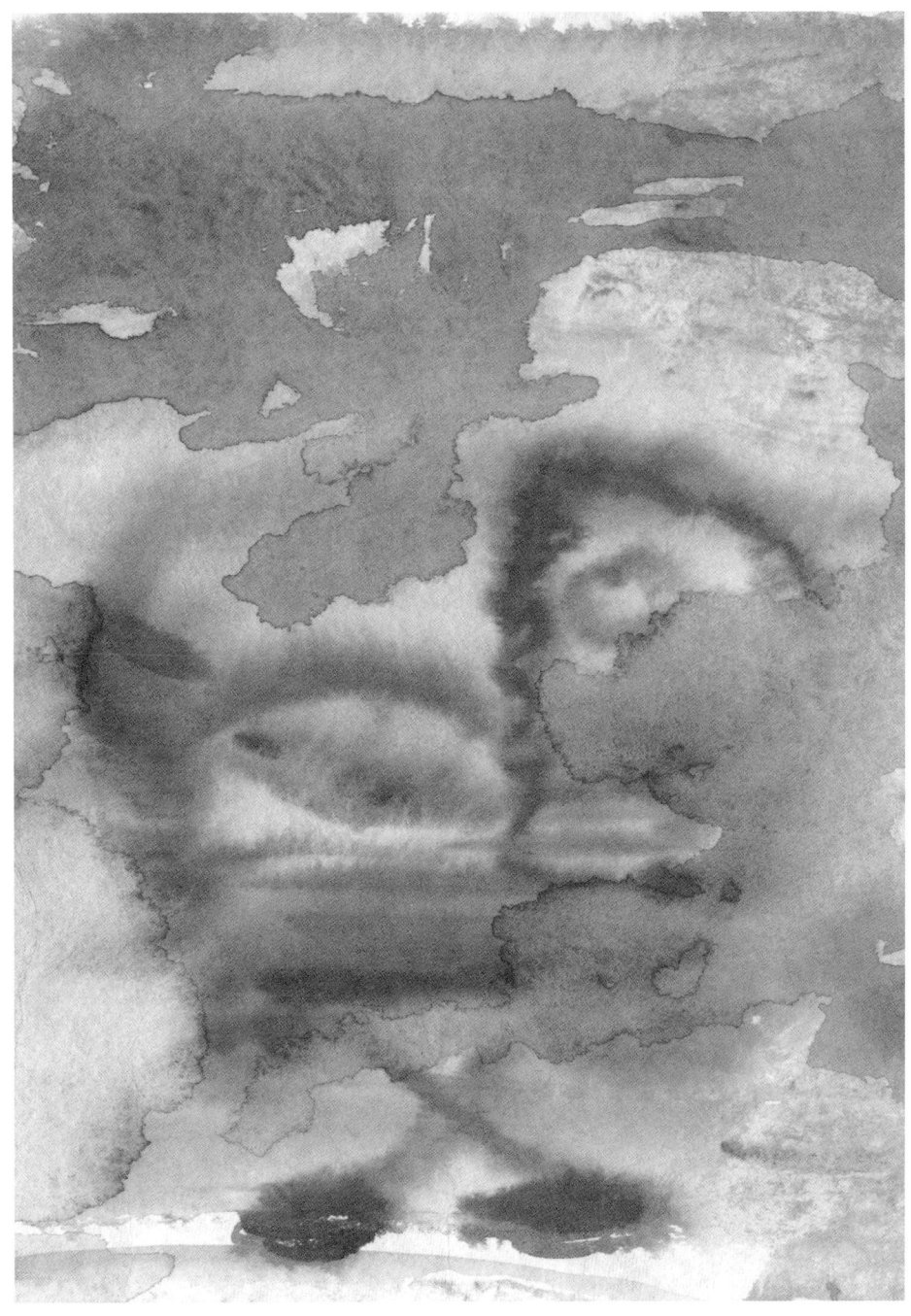

40 Wochen lang das Heim für dein Baby sein. Gestalte nun dieses Heim vor deinem inneren Auge für dein Baby.

Streiche zum Beispiel die Wände, hänge Bilder darin auf oder lege das Zimmer mit Kissen aus … Vielleicht möchtest du auch einen besonderen Duft oder eine bestimmte Musik für das neue Heim. Höre auf dein Herz und deine Intuition und lasse das neue Heim für dein Baby vor deinem inneren Auge erstrahlen.

Wenn du fertig bist, schau dir dein Werk noch einmal ganz genau an. Dann heiße dein Baby darin herzlich willkommen. Erzähle der Kinderseele, wie sehr du dich auf ihre Ankunft freust. Nimm alles ganz genau wahr, was du vor deinem inneren Auge siehst.

Vielleicht siehst du auch eine Person oder ein Lichtwesen. Möglicherweise will dir dieses Wesen etwas mitteilen. Heiße es willkommen. Wenn du ihm eine Frage stellen möchtest, kannst du dies gerne tun. Bedanke dich bei dem Wesen und verabschiede dich von ihm. Vielleicht hat das Wesen noch ein Geschenk für dich, zum Beispiel eine Muschel, einen Kristall oder auch etwas ganz anderes. Bedanke dich bei dem Wesen dafür und überlege, wo der richtige Platz für dein Geschenk sein könnte.

Nimm deine Gebärmutter noch einmal in ihrer ganzen Schönheit wahr und sage deinem Baby, dass du in Liebe auf es warten wirst. Spüre noch einmal, wie dein ganzer Körper leuchtet.

Spüre deinen Körper, wie er auf der Unterlage liegt. Spüre, welche Teile deines Körpers Kontakt mit der Unterlage haben. Nimm dich nun wieder ganz bewusst im Raum wahr und fange langsam an, dich in deinem eigenen Rhythmus zu bewegen. Atme tief durch und öffne, wenn du wieder dazu bereit bist, deine Augen. Sei wieder ganz im Hier und Jetzt.

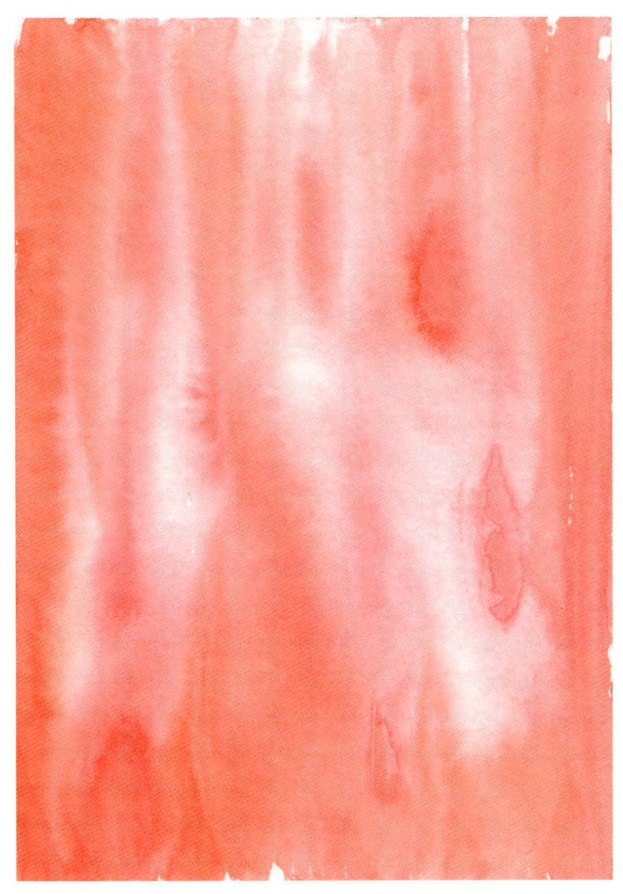

Der Beginn eines Wunders

Erster Monat

Vielleicht weißt du noch gar nicht, dass du schwanger bist.
Vielleicht wartest du aber auch schon darauf und spürst, es ist soweit.
Eine neue Zeit beginnt!

Meditation im ersten Schwangerschaftsmonat

Weißt du noch, wie es für dich war, dein erstes Zimmer oder deine Wohnung nach deinen Wünschen und Bedürfnissen einzurichten? In dieser Meditation kannst du das Haus für dein Baby, deine Gebärmutter, einrichten.

Lege dich bequem hin und spüre deinen Körper, wie er auf der Unterlage aufliegt. Lasse dich ganz auf die Unterlage herabsinken. Konzentriere dich auf deine Atmung. Versuche dich bei jedem Ausatmen ein wenig mehr von der Unterlage tragen zu lassen. Lasse dich mit jedem Ausatmen tiefer sinken.

Konzentriere dich nun auf deine Kopfhaut. Versuche sie ganz locker zu lassen, glätte auch die Falten auf deiner Stirn. Schließe die Augen ganz locker. Deine Zunge liegt entspannt im Mundboden. Nimm deine Schultern wahr und lasse sie ganz tief sinken. Auch deine Arme dürfen sich ausruhen. Gib das ganze Gewicht deiner Arme an die Unterlage ab. Deine Beine fallen locker auseinander und ruhen auf der Unterlage. Mit jedem Ausatmen spürst du, wie sich jede Faser deines Körpers entspannt.

Stelle dir nun vor, du stehst unter einer Lichtdusche. Ein helles angenehmes Licht umspült deinen Körper von oben nach unten und spült alle Blockaden weg. Genieße das Licht und spüre, wie dein ganzer Körper durch das Licht allmählich zu leuchten beginnt.

Mache dir deinen Bauch ganz bewusst. Spüre deinen Bauch ganz intensiv. Stelle dir deine Gebärmutter vor. Male dir genau aus, wie deine Gebärmutter, das Haus deines Babys, aussieht.

Falls du das Heim für dein Kind schon vorbereitet hast, schau dir alles noch einmal ganz genau an: die Wände, die du gestrichen hast, die Bilder, die du aufgehängt hast. Vielleicht hast du auch Kissen ausgelegt usw.?

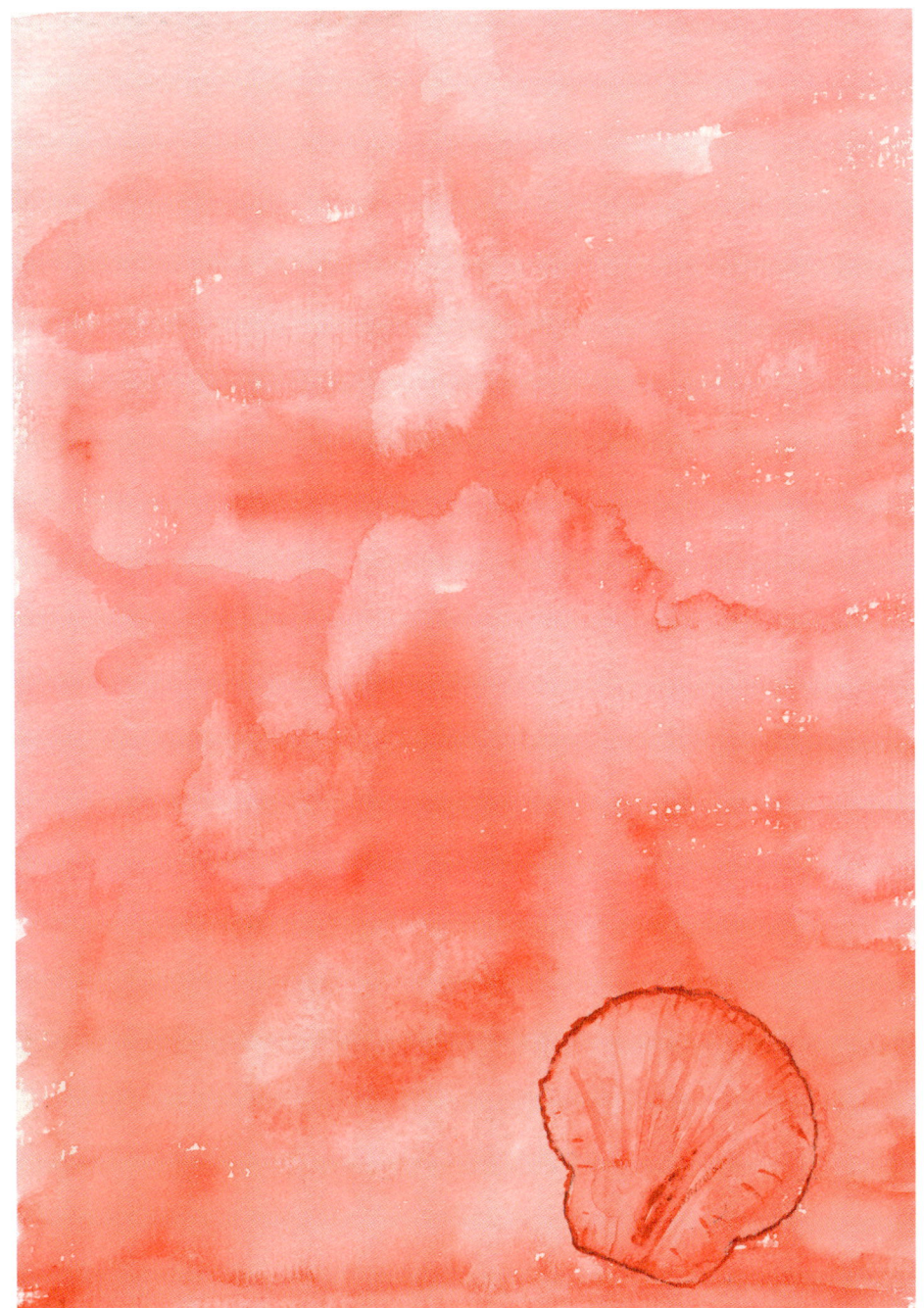

Wenn du möchtest, verändere das eine oder andere. Du kannst auch noch Dinge hinzufügen. Höre auf deine innere Stimme. Was braucht dein Baby, um sich rundum wohlzufühlen?

Falls deine Gebärmutter von dir bisher noch nicht individuell „eingerichtet" worden ist, kannst du dies jetzt tun. Lasse dir dabei alle Zeit, die du brauchst. Im Verlauf der Schwangerschaft können sich die Bedürfnisse deines Babys auch verändern. Dein Baby wird dir zeigen, was es braucht. Lasse den Raum, die Atmosphäre deiner Gebärmutter nochmals ganz intensiv auf dich wirken.

Spüre deinen Körper, wie er auf der Unterlage liegt. Spüre, welche Teile deines Körpers Kontakt mit der Unterlage haben. Nimm dich nun wieder ganz bewusst im Raum wahr und fange langsam an, dich in deinem eigenen Rhythmus zu bewegen. Atme tief durch und öffne, wenn du wieder dazu bereit bist, deine Augen. Sei wieder ganz im Hier und Jetzt.

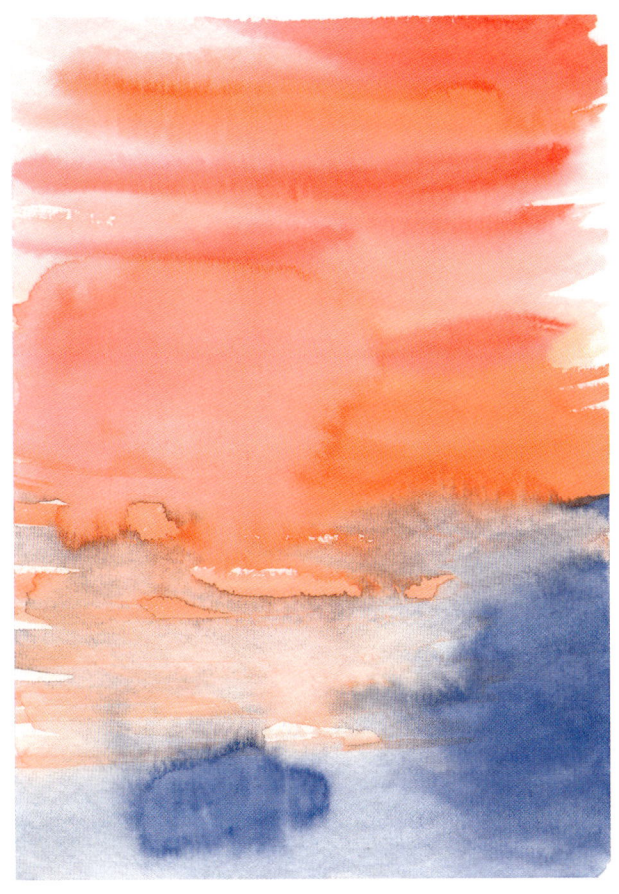

Die Erkenntnis

Zweiter Monat
Du bist schwanger!
Vielleicht hast du sogar schon dein Baby und seinen Herzschlag
bei einer Ultraschalluntersuchung gesehen.
Oder du hast bereits leichte Veränderungen an deinem Körper bemerkt.

Vielleicht hat dein Körper zu Beginn kleine Probleme mit der
Hormonumstellung, was sich zum Beispiel in Übelkeit äußern kann.

Meditation im zweiten
Schwangerschaftsmonat

Diese Meditation eignet sich sehr gut bei Schwangerschaftsübelkeit oder im späteren Verlauf der Schwangerschaft bei Sodbrennen.

Lege dich bequem hin und spüre deinen Körper, wie er auf der Unterlage aufliegt. Lasse dich ganz auf die Unterlage herabsinken. Konzentriere dich auf deine Atmung. Versuche dich bei jedem Ausatmen ein wenig mehr von der Unterlage tragen zu lassen. Lasse dich mit jedem Ausatmen tiefer sinken.

Konzentriere dich nun auf deine Kopfhaut. Versuche sie ganz locker zu lassen, glätte auch die Falten auf deiner Stirn. Schließe die Augen ganz locker. Deine Zunge liegt entspannt im Mundboden. Nimm deine Schultern wahr und lasse sie ganz tief sinken. Auch deine Arme dürfen sich ausruhen. Gib das ganze Gewicht deiner Arme an die Unterlage ab. Deine Beine fallen locker auseinander und ruhen auf der Unterlage. Mit jedem Ausatmen spürst du, wie sich jede Faser deines Körpers entspannt.

Stelle dir nun vor, du stehst unter einer Lichtdusche. Ein helles angenehmes Licht umspült deinen Körper von oben nach unten und spült alle Blockaden weg. Genieße das Licht und spüre, wie dein ganzer Körper durch das Licht allmählich zu leuchten beginnt.

Mache dir deinen leuchtenden Körper ganz bewusst. Vielleicht ist dein Körper nach einiger Zeit nur noch Licht. Wenn du dieses Leuchten ganz intensiv wahrnimmst, siehst du vielleicht tief im Inneren ein Pulsieren. Es kann aussehen, als ob das Licht von dort herkommt und sich wie in Wellen nach außen hin ausbreitet. Vielleicht spürst du dieses Pulsieren auch in dir. Schau dir diesen Ort des Pulsierens ganz genau an.

Wandere mit deinem inneren Auge dort hin. Je näher du kommst, desto genauer kannst du den Tempel, den Ort des Pulsierens erkennen.

Dies ist dein Herztempel. Von hier aus verteilt sich die Energie in deinem ganzen Körper. Tritt in deinen Tempel ein und schau dich dort genau um. Vielleicht bist du auch nicht allein. Siehst du die vielen kleinen Arbeiter und Pfleger, die sich um dein Herz kümmern, damit es seine Arbeit optimal verrichten kann? Sie begrüßen dich wie eine Königin. Du kannst dich gerne mit ihnen unterhalten. Schau dich nach einer Weile nochmals um. Nimmst du nun noch eine andere Person wahr? Eine Frau in einem hellen Licht kommt auf dich zu. Sie ist deine innere Heilerin. Wenn du willst, erzähle ihr von deinen Problemen (zum Beispiel deiner Übelkeit, dem Erbrechen oder Sodbrennen).

Macht euch zusammen auf den Weg zu deinem Magen. Unterwegs trefft ihr vielleicht noch weitere „Körperarbeiter". Du kannst dich gerne mit ihnen unterhalten. Sie sind bestimmt erfreut, ihre Königin zu sehen. Am Magen angelangt schaut euch gemeinsam um und hört euch an, welches Problem die „Magenarbeiter" haben. Wahrscheinlich können sie euch sagen, was zu diesem Aufruhr in deinem Magen geführt hat. Deine innere Heilerin spricht mit den „Magenarbeitern" und berät sich mit ihnen. Dann trägt sie eine Salbe auf. Schau dir die Farbe der Salbe ganz genau an. Vielleicht möchtest du noch fragen, was du tun kannst, damit es dir wieder besser geht. Wahrscheinlich kannst du jetzt schon sehen, wie sich dein Magen bessert, wie er sich beruhigt. Verabschiede dich von deinen „Magenarbeitern" und bedanke dich bei ihnen für ihre gute Arbeit.

Gehe zusammen mit deiner inneren Heilerin zurück zu deinem „Herztempel". Wenn du dort angelangt bist, schau dich wieder genau um. Vielleicht hat sich ja auch hier etwas verändert. Genieße das Strahlen und Pulsieren in deinem Tempel.

Du kannst dich auch gerne noch mit deiner inneren Heilerin unterhalten. Dann verabschiede dich wieder von ihr mit der Gewissheit, dass du immer wieder zu ihr kommen kannst, wenn du sie brauchst. Bedanke dich für ihre Hilfe.

Tritt wieder heraus aus deinem Tempel und wandere mit dem Licht. Spüre das Licht ganz intensiv. Mache dir bewusst, dass es dein Körper ist, der so intensiv leuchtet.

Spüre deinen Körper, wie er auf der Unterlage liegt. Spüre, welche Teile deines Körpers Kontakt mit der Unterlage haben. Nimm dich nun wieder ganz bewusst im Raum wahr und fange langsam an, dich in deinem eigenen Rhythmus zu bewegen. Atme tief durch und öffne, wenn du wieder dazu bereit bist, deine Augen. Sei wieder ganz im Hier und Jetzt.

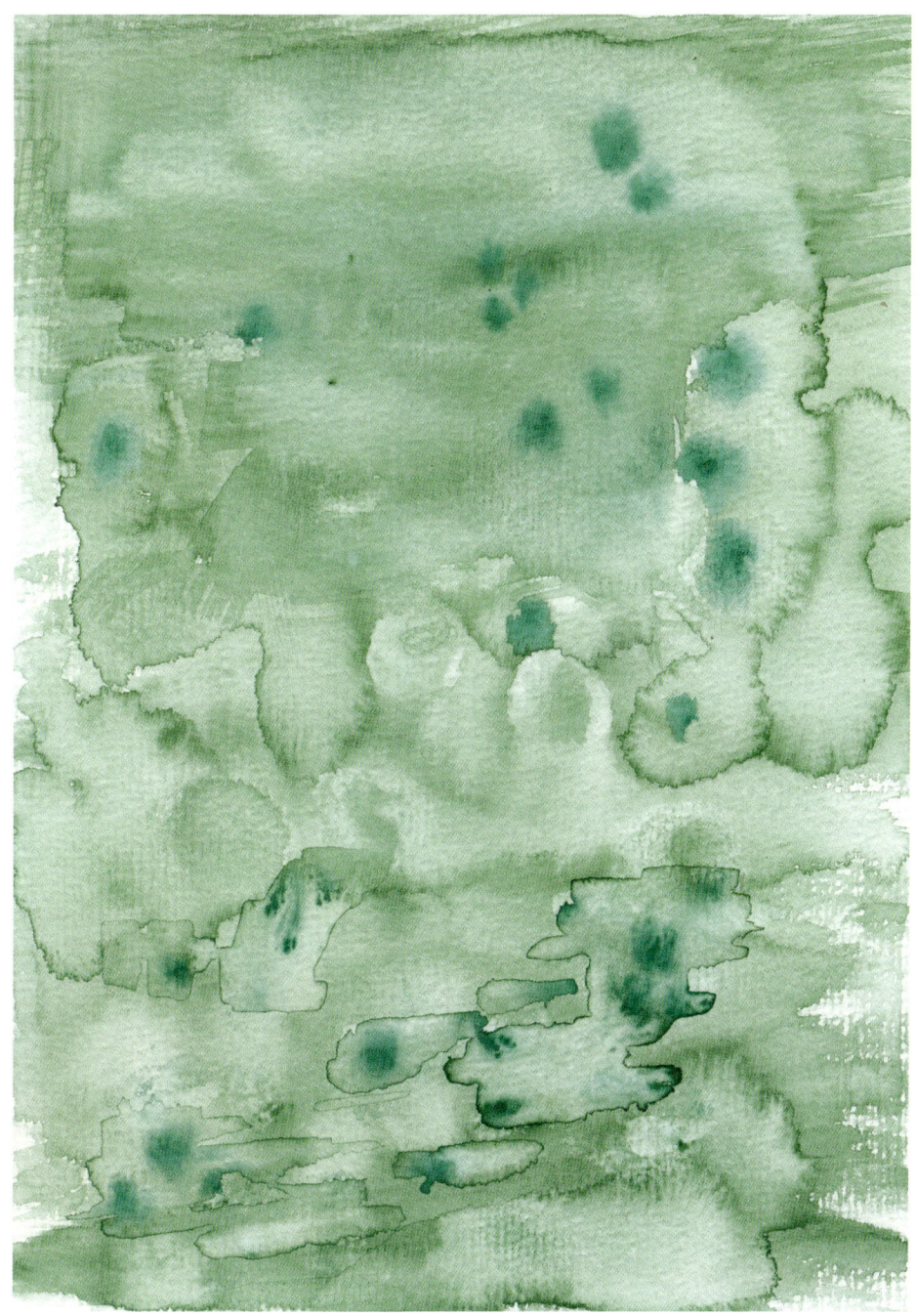

Vertrauen in die Natur

Dritter Monat

Viele Frauen bangen dem Ende der 12. Schwangerschaftswoche
entgegen, denn dann sinkt das Risiko einer Fehlgeburt. Deshalb ist dieser
Monat oft von Sorge begleitet.
Du hast dich wahrscheinlich nun schon ganz auf die Schwangerschaft
eingestellt. Vielleicht willst du es auch am liebsten in die Welt hinausrufen,
dass du schwanger bist.

Meditation im dritten Schwangerschafts-monat (Schutzengel-Meditation)

Es ist ein beruhigender Gedanke, dass es jemanden gibt, der immer ein wachsames Auge auf uns hat. Wir sind nicht allein, sondern werden auf all unseren Wegen von unserem Schutzengel begleitet.

Lege dich bequem hin und spüre deinen Körper, wie er auf der Unterlage aufliegt. Lasse dich ganz auf die Unterlage herabsinken. Konzentriere dich auf deine Atmung. Versuche dich bei jedem Ausatmen ein wenig mehr von der Unterlage tragen zu lassen. Lasse dich mit jedem Ausatmen tiefer sinken.

Konzentriere dich nun auf deine Kopfhaut. Versuche sie ganz locker zu lassen, glätte auch die Falten auf deiner Stirn. Schließe die Augen ganz locker. Deine Zunge liegt entspannt im Mundboden. Nimm deine Schultern wahr und lasse sie ganz tief sinken. Auch deine Arme dürfen sich ausruhen. Gib das ganze Gewicht deiner Arme an die Unterlage ab. Deine Beine fallen locker auseinander und ruhen auf der Unterlage. Mit jedem Ausatmen spürst du, wie sich jede Faser deines Körpers entspannt.

Stelle dir nun vor, du stehst unter einer Lichtdusche. Ein helles ange-nehmes Licht umspült deinen Körper von oben nach unten und spült alle Blockaden weg. Genieße das Licht und spüre, wie dein ganzer Körper durch das Licht allmählich zu leuchten beginnt.

Stelle dir vor, du sitzt auf einer Wiese unter einem Baum. Schau dir deine Wiese an. Was kannst du sehen? Welche Blumen wachsen auf der Wiese? Unter was für einem Baum sitzt du? Was kannst du hören? Kannst du auch etwas riechen? Nimm diesen Ort ganz intensiv wahr. Nun wende deinen Blick in die Ferne. Vielleicht siehst du ein helles Licht auf dich zukommen. Je näher es kommt, desto genauer kannst du die Gestalt dieses Lichtwesens erkennen. Das Lichtwesen kommt direkt auf dich zu und stellt sich dir als dein Schutzengel vor. Wenn ihr wollt, setzt euch doch zusammen unter den Baum und unterhaltet euch ein wenig.

Vielleicht nennt dir dein Schutzengel seinen Namen und erzählt dir, in welchen Situationen er dich schon beschützen oder sogar retten musste. Möglicherweise hast du auch das Gefühl, den Engel schon lange zu kennen. Es kann sein, dass ihr wie bei alten Freunden wenig Worte braucht, um euch zu verstehen. Genieße dieses Gefühl. Dein Schutzengel ist immer bei dir. Auch wenn du ihn nicht immer sehen kannst wie jetzt, kannst du seine Anwesenheit spüren.

Dies versichert dir dein Schutzengel auch bei eurem Abschied. Du kannst dich gerne bei deinem Schutzengel bedanken. Und wenn sich sein Licht wieder langsam entfernt, spürst du, dass ein Teil seines Lichtes dich immer umgibt. Genieße dieses Gefühl, nie allein zu sein, einen Schutzengel und Freund zu haben, noch einmal ganz intensiv. Auch dein Kind hat schon einen Schutzengel. Vielleicht kannst du ihn ebenfalls spüren.

Nimm dich noch einmal auf deiner Wiese unter dem Baum wahr und spüre das Licht um dich herum.

Spüre deinen Körper, wie er auf der Unterlage liegt. Spüre, welche Teile deines Körpers Kontakt mit der Unterlage haben. Nimm dich nun wieder ganz bewusst im Raum wahr und fange langsam an, dich in deinem eigenen Rhythmus zu bewegen. Atme tief durch und öffne, wenn du wieder dazu bereit bist, deine Augen. Sei wieder ganz im Hier und Jetzt.

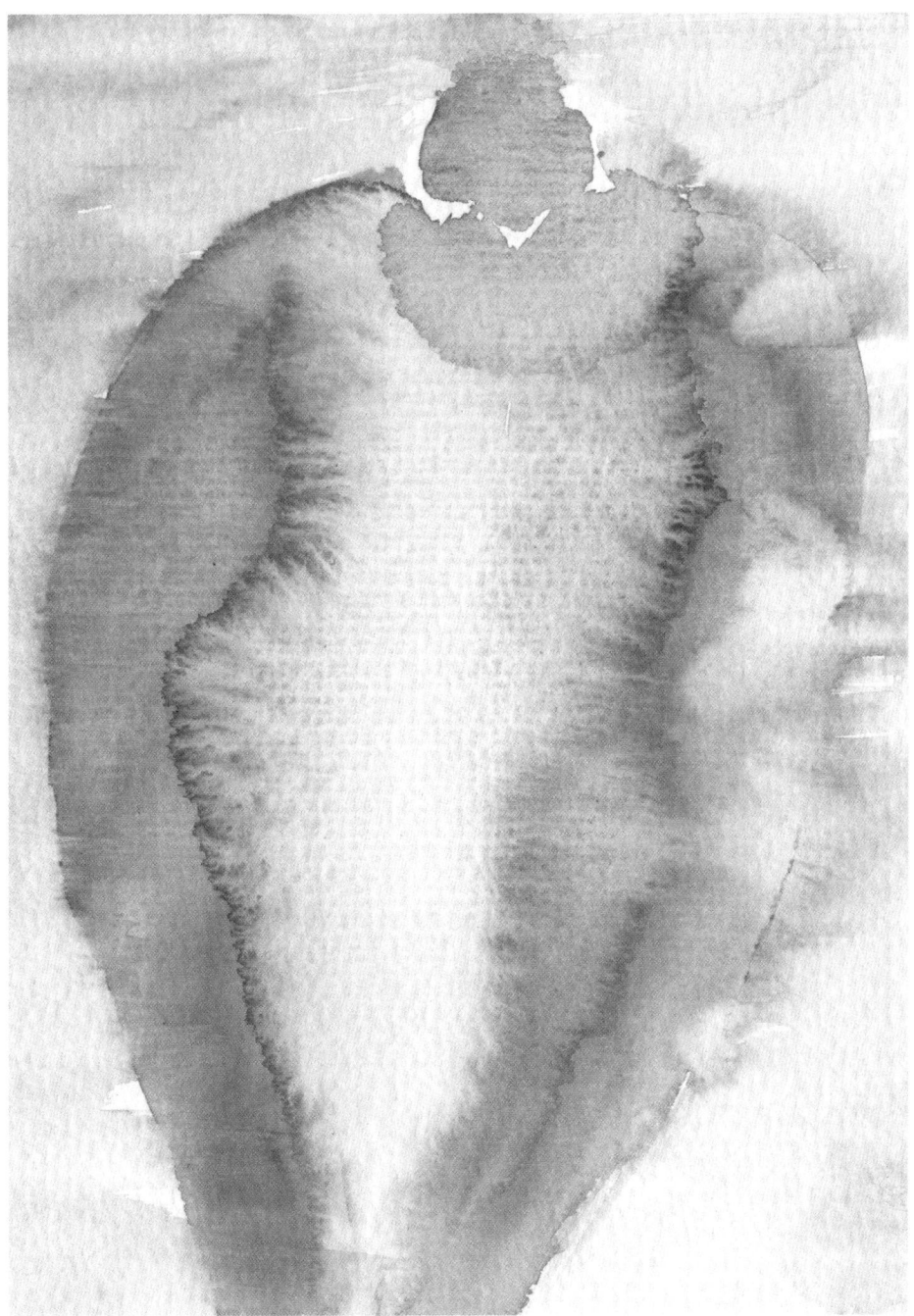

Meditation im dritten Schwangerschafts- monat (Vertrauen gewinnen)

Es gibt viele kleine Wunder in der Natur. Sie ist wie ein großes Puzzle, in dem jedes Lebewesen, ob Tier oder Pflanze, seinen Platz kennt. Alle vertrauen auf die natürliche Ordnung und tragen das Wissen darüber tief in sich verwurzelt.

Lege dich bequem hin und spüre deinen Körper, wie er auf der Unterlage aufliegt. Lasse dich ganz auf die Unterlage herabsinken. Konzentriere dich auf deine Atmung. Versuche dich bei jedem Ausatmen ein wenig mehr von der Unterlage tragen zu lassen. Lasse dich mit jedem Ausatmen tiefer sinken.

Konzentriere dich nun auf deine Kopfhaut. Versuche sie ganz locker zu lassen, glätte auch die Falten auf deiner Stirn. Schließe die Augen ganz locker. Deine Zunge liegt entspannt im Mundboden. Nimm deine Schultern wahr und lasse sie ganz tief sinken. Auch deine Arme dürfen sich ausruhen. Gib das ganze Gewicht deiner Arme an die Unterlage ab. Deine Beine fallen locker auseinander und ruhen auf der Unterlage. Mit jedem Ausatmen spürst du, wie sich jede Faser deines Körpers entspannt.

Stelle dir nun vor, du stehst unter einer Lichtdusche. Ein helles angenehmes Licht umspült deinen Körper von oben nach unten und spült alle Blockaden weg. Genieße das Licht und spüre, wie dein ganzer Körper durch das Licht allmählich zu leuchten beginnt.

Stelle dir vor, es ist Frühling. Du machst einen Spaziergang durch die Natur. Überall sprießt frisches Grün aus der Erde. Die ersten bunten Blumen werden sichtbar. Die Natur beginnt, neu zu leben. Du spürst, wie die Natur nach ihrem Erwachen auf Hochtouren arbeitet. Die Vögel zwitschern, die Bienen summen um dich herum ...

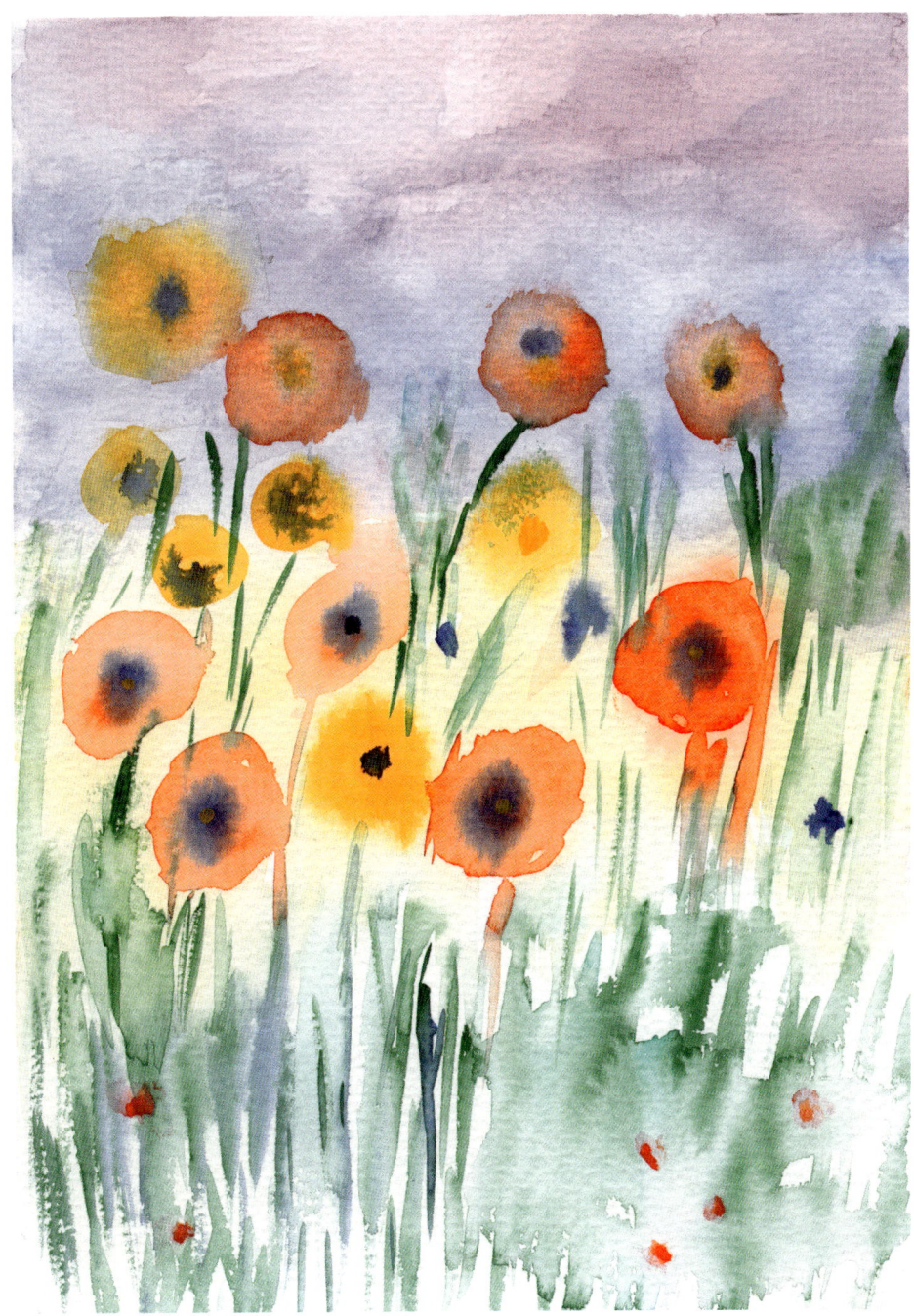

Genieße diese Eindrücke in vollen Zügen. Vielleicht führt dich dein Weg unter einem Baum entlang. Wenn du nach oben blickst, entdeckst du ein Vogelnest, aus dem eifriges Zwitschern zu hören ist. Die vor Kurzem geschlüpften Vögelchen warten ungeduldig darauf, dass ihre Eltern mit Futter zurückkommen.

Auf der Wiese nebenan trinkt gerade ein kleines Schäfchen oder vielleicht auch ein Kälbchen bei seiner Mutter. Und dort unter dem Strauch miauen junge Kätzchen, während sie von ihrer Mutter geputzt werden. Überall erwacht neues Leben. Für die Natur ist es ganz selbstverständlich, immer wieder neues Leben zu gebären. Jedes Tier weiß, wie es geht. Die natürliche Ordnung ist in allem fest verankert.

Auch wir Frauen bringen seit Jahrtausenden Kinder zur Welt. Tief in unserem Inneren wissen wir genau, was zu tun ist. Vertraue auf dein inneres Wissen und die ganz natürliche Ordnung in dir. Vertraue der Natur. Spüre dieses tiefe Vertrauen in dir. Spüre dein inneres Wissen in dir. Genieße das Gefühl: Alles ist gut, die Natur regelt alles von allein. Ich kann es, ich weiß es.

Spüre deinen Körper, wie er auf der Unterlage liegt. Spüre, welche Teile deines Körpers Kontakt mit der Unterlage haben. Nimm dich nun wieder ganz bewusst im Raum wahr und fange langsam an, dich in deinem eigenen Rhythmus zu bewegen. Atme tief durch und öffne, wenn du wieder dazu bereit bist, deine Augen. Sei wieder ganz im Hier und Jetzt.

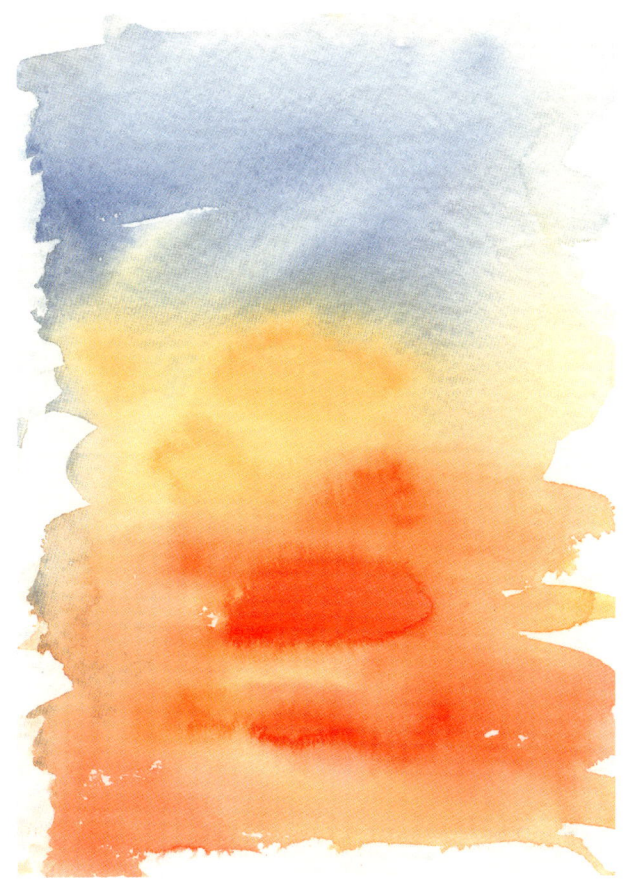

Hoffnung und Wachstum

Vierter Monat

Die Organe deines Babys sind nun alle angelegt und wachsen.
Dieser Schwangerschaftsmonat ist wie der Frühling.
Was im Dunkeln keimte, fängt jetzt an, sichtbar zu sprießen und wachsen.

Meditation im vierten Schwangerschaftsmonat

Du hast dein Baby bestimmt schon bei einer Ultraschalluntersuchung bewundern können. Du kannst dir dein Baby aber auch ohne Ultraschallgerät anschauen. Vielen Frauen gibt es ein gutes Gefühl, das Unbeschreibliche zu sehen.

Lege dich bequem hin und spüre deinen Körper, wie er auf der Unterlage aufliegt. Lasse dich ganz auf die Unterlage herabsinken. Konzentriere dich auf deine Atmung. Versuche dich bei jedem Ausatmen ein wenig mehr von der Unterlage tragen zu lassen. Lasse dich mit jedem Ausatmen tiefer sinken.

Konzentriere dich nun auf deine Kopfhaut. Versuche sie ganz locker zu lassen, glätte auch die Falten auf deiner Stirn. Schließe die Augen ganz locker. Deine Zunge liegt entspannt im Mundboden. Nimm deine Schultern wahr und lasse sie ganz tief sinken. Auch deine Arme dürfen sich ausruhen. Gib das ganze Gewicht deiner Arme an die Unterlage ab. Deine Beine fallen locker auseinander und ruhen auf der Unterlage. Mit jedem Ausatmen spürst du, wie sich jede Faser deines Körpers entspannt.

Stelle dir nun vor, du stehst unter einer Lichtdusche. Ein helles angenehmes Licht umspült deinen Körper von oben nach unten und spült alle Blockaden weg. Genieße das Licht und spüre, wie dein ganzer Körper durch das Licht allmählich zu leuchten beginnt.

Lege deine Hände auf deinen Unterbauch. Spüre die Wärme, die von deinen Händen auf den Bauch übergeht und sich dort ausbreitet. Vielleicht spürst du schon erste sanfte Bewegungen deines Kindes. Es kann sich anfühlen wie das Kitzeln einer Feder oder wie Himbeerbrause im Bauch oder wie weiche Wasserbewegungen oder etwas anderes Schönes.

Jede Frau nimmt diese Bewegungen anders wahr. Da das Baby noch sehr klein ist, spüren viele die ersten Bewegungen auch erst später.

Stelle dir nun deine Gebärmutter vor. Lasse sie ganz deutlich vor deinem inneren Auge erscheinen. In der Gebärmutter kannst du dein Kind sehen. Die Organe sind zu diesem Zeitpunkt schon alle angelegt und arbeiten fleißig. Sie wachsen und reifen in den nächsten Monaten weiter heran. Arme und Beine, Finger und Zehen sind deutlich erkennbar. Sie sind im Vergleich zum Kopf noch ein bisschen klein. Es sind aber jetzt schon fünf Finger und fünf Zehen abzählbar. Die Nägel bilden sich in den kommenden Wochen aus.

Schau dir das Gesicht an. Den Mund, die Nase, die Augen, die Ohren, kleine Haarwirbel auf dem Kopf. Vielleicht macht dein Kind auch gerade Schluck- oder Saugübungen oder es schneidet eine Grimasse. Siehst du, wie das kleine Herz eifrig das Blut durch den Körper deines Babys pumpt? Es leistet schon hervorragende Arbeit. Auch das Geschlecht ist erkennbar. Möchtest du es wissen? Dann schau einfach hin.

Sieh dir dein Baby noch einmal ganz genau an. Es ist alles angelegt, was ein kleiner Mensch zum Leben braucht, und wird in den nächsten Wochen und Monaten reifen und gedeihen. Dieses Wunder wächst in dir heran. Die Natur hat – wieder einmal – bewundernswerte Arbeit geleistet.

Vielleicht formt sich gerade ein Lächeln auf deinem Mund. Es kann auch sein, dass dir dein Baby ein strahlendes Lächeln schenkt. Genieße diesen Moment.

Lenke deine Aufmerksamkeit jetzt wieder auf deinen leuchtenden Körper. Immer, wenn du das Bedürfnis hast, dein Baby zu sehen, schau es dir einfach mit deinem inneren Auge an.

Spüre deinen Körper, wie er auf der Unterlage liegt. Spüre, welche Teile deines Körpers Kontakt mit der Unterlage haben. Nimm dich nun wieder ganz bewusst im Raum wahr und fange langsam an, dich in deinem eigenen Rhythmus zu bewegen. Atme tief durch und öffne, wenn du wieder dazu bereit bist, deine Augen. Sei wieder ganz im Hier und Jetzt.

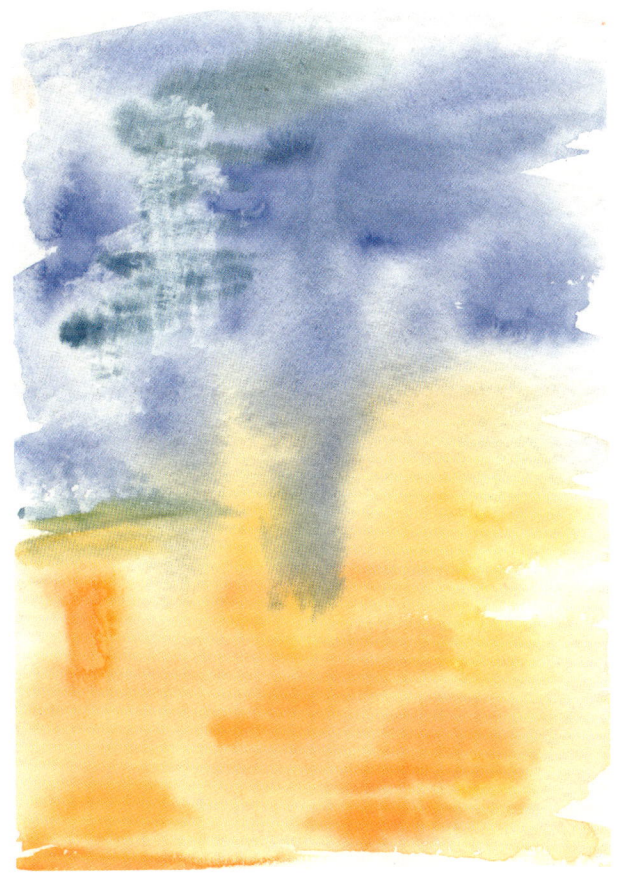

Genuss

Fünfter Monat
Dein Bauch wächst.
Dein Körper hat sich jetzt ganz auf die Schwangerschaft eingestellt.
Falls du zu Beginn Probleme mit der Hormonumstellung hattest,
sind diese jetzt bestimmt verschwunden.

Dieser Schwangerschaftsmonat ist meist gekennzeichnet von Wohlbefinden
und Tatendrang. Genieße diese Wochen in vollen Zügen.

Meditation im fünften Schwangerschaftsmonat

Mit dieser Meditation kannst du dem Alltag entfliehen, dich einfach fallen lassen und entspannen, um neue Kraft zu tanken. Du kannst sie, wann immer du willst, genießen. Auch nach einer Schwangerschaft kann sie dir helfen, den Tag mit Ruhe und Kraft zu meistern.

Lege dich bequem hin und spüre deinen Körper, wie er auf der Unterlage aufliegt. Lasse dich ganz auf die Unterlage herabsinken. Konzentriere dich auf deine Atmung. Versuche dich bei jedem Ausatmen ein wenig mehr von der Unterlage tragen zu lassen. Lasse dich mit jedem Ausatmen tiefer sinken.

Konzentriere dich nun auf deine Kopfhaut. Versuche sie ganz locker zu lassen, glätte auch die Falten auf deiner Stirn. Schließe die Augen ganz locker. Deine Zunge liegt entspannt im Mundboden. Nimm deine Schultern wahr und lasse sie ganz tief sinken. Auch deine Arme dürfen sich ausruhen. Gib das ganze Gewicht deiner Arme an die Unterlage ab. Deine Beine fallen locker auseinander und ruhen auf der Unterlage. Mit jedem Ausatmen spürst du, wie sich jede Faser deines Körpers entspannt.

Stelle dir nun vor, du stehst unter einer Lichtdusche. Ein helles angenehmes Licht umspült deinen Körper von oben nach unten und spült alle Blockaden weg. Genieße das Licht und spüre, wie dein ganzer Körper durch das Licht allmählich zu leuchten beginnt.

Stelle dir einen Platz vor, an dem du Ruhe und Kraft tanken kannst. Dies kann ein Ort sein, an dem du schon einmal warst, es kann aber auch sein, dass dieser Ort nur in deiner Vorstellung existiert. Stelle dir nun vor, du bist genau in diesem Moment an deinem Kraftort. Was kannst du alles sehen? Schau dich genau um.

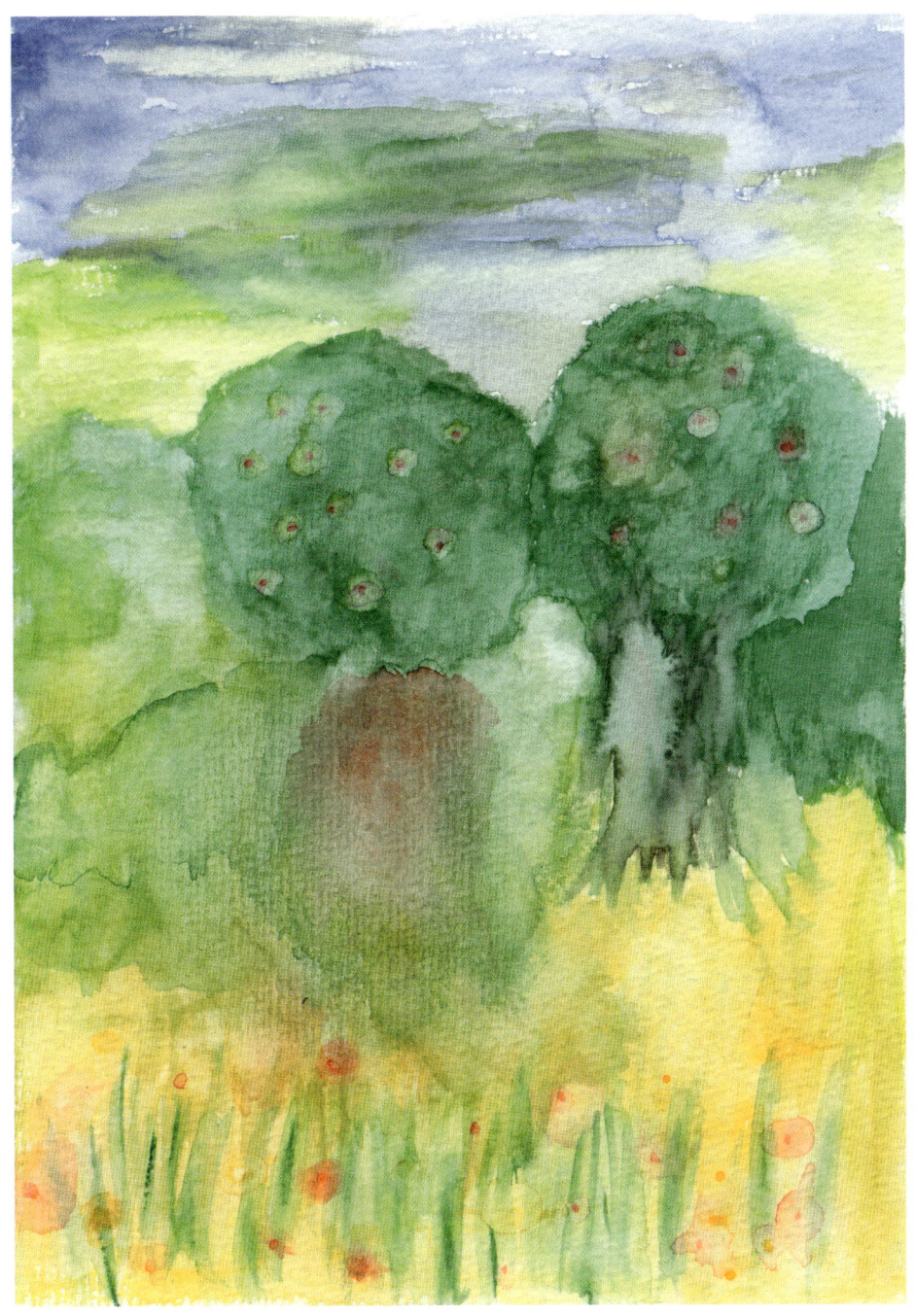

Nimm dir die Zeit, deinen Kraftort ganz deutlich vor deinem inneren Auge erscheinen zu lassen. Vielleicht kannst du auch etwas hören: Vogelgezwitscher, Wasserplätschern, Wind in den Bäumen, Musik oder auch Stille. Kannst du auch etwas riechen?

Wie ist der Ort beschaffen, an dem du dich befindest? Fühlst du weiches Gras oder Sand unter dir? Hast du etwas in der Hand? Wie ist die Temperatur an deinem Ort? Bist du allein?

Nimm diesen Ort mit all deinen Sinnen wahr und spüre, wie die Ruhe und Kraft dieses Ortes auf dich übergeht. Genieße dieses Gefühl der Ruhe und Kraft in dir.

Spüre deinen Körper, wie er auf der Unterlage liegt. Spüre, welche Teile deines Körpers Kontakt mit der Unterlage haben. Nimm dich nun wieder ganz bewusst im Raum wahr und fange langsam an, dich in deinem eigenen Rhythmus zu bewegen. Atme tief durch und öffne, wenn du wieder dazu bereit bist, deine Augen. Sei wieder ganz im Hier und Jetzt.

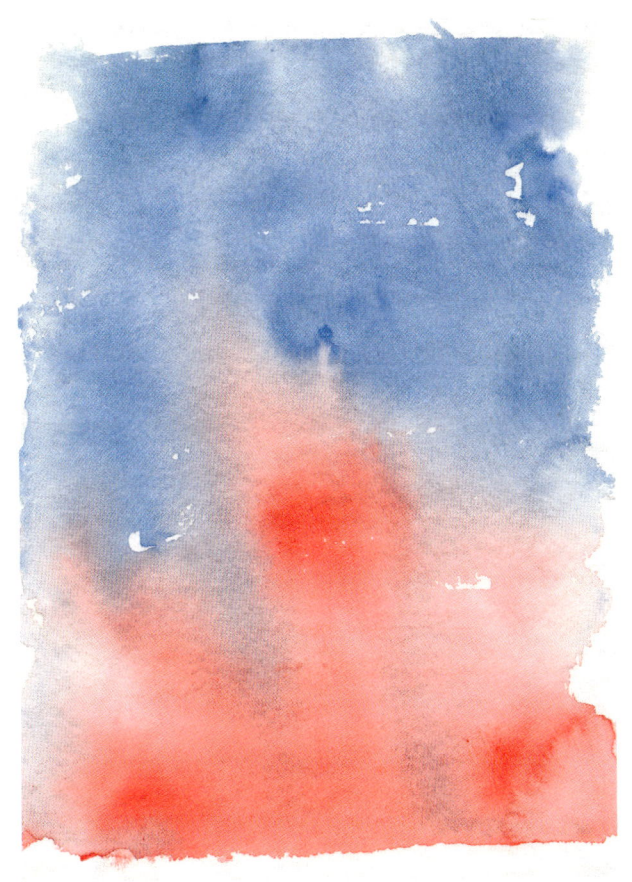

Energie

Sechster Monat
Du sprühst vor Energie.
Die Magie der Schwangerschaft lässt dein Äußeres leuchten.

Meditation im sechsten Schwangerschaftsmonat

Bestimmt hast du schon einmal eine schwangere Frau bewundert. Schwangere Frauen strahlen etwas ganz Besonderes aus. Auch du trägst nun diesen Glanz in dir.

Lege dich bequem hin und spüre deinen Körper, wie er auf der Unterlage aufliegt. Lasse dich ganz auf die Unterlage herabsinken. Konzentriere dich auf deine Atmung. Versuche dich bei jedem Ausatmen ein wenig mehr von der Unterlage tragen zu lassen. Lasse dich mit jedem Ausatmen tiefer sinken.

Konzentriere dich nun auf deine Kopfhaut. Versuche sie ganz locker zu lassen, glätte auch die Falten auf deiner Stirn. Schließe die Augen ganz locker. Deine Zunge liegt entspannt im Mundboden. Nimm deine Schultern wahr und lasse sie ganz tief sinken. Auch deine Arme dürfen sich ausruhen. Gib das ganze Gewicht deiner Arme an die Unterlage ab. Deine Beine fallen locker auseinander und ruhen auf der Unterlage. Mit jedem Ausatmen spürst du, wie sich jede Faser deines Körpers entspannt.

Stelle dir nun vor, du stehst unter einer Lichtdusche. Ein helles angenehmes Licht umspült deinen Körper von oben nach unten und spült alle Blockaden weg. Genieße das Licht und spüre, wie dein ganzer Körper durch das Licht allmählich zu leuchten beginnt.

Fühle das Leuchten deines Körpers ganz intensiv. Schau dich in diesem strahlenden Licht genau an. Sieh dein strahlendes Gesicht. Schau dir deine wunderschönen Hände an, die bald dein Baby streicheln werden. Sieh, wie sich deine Brust verändert, um neues Leben nähren zu können. Sieh deinen wohlgeformten Bauch, der einen wertvollen Schatz birgt. Schau deine schönen Füße an, die dich und dein Baby mit Leichtigkeit durchs Leben tragen. Nimm dich, deinen strahlenden Körper und den

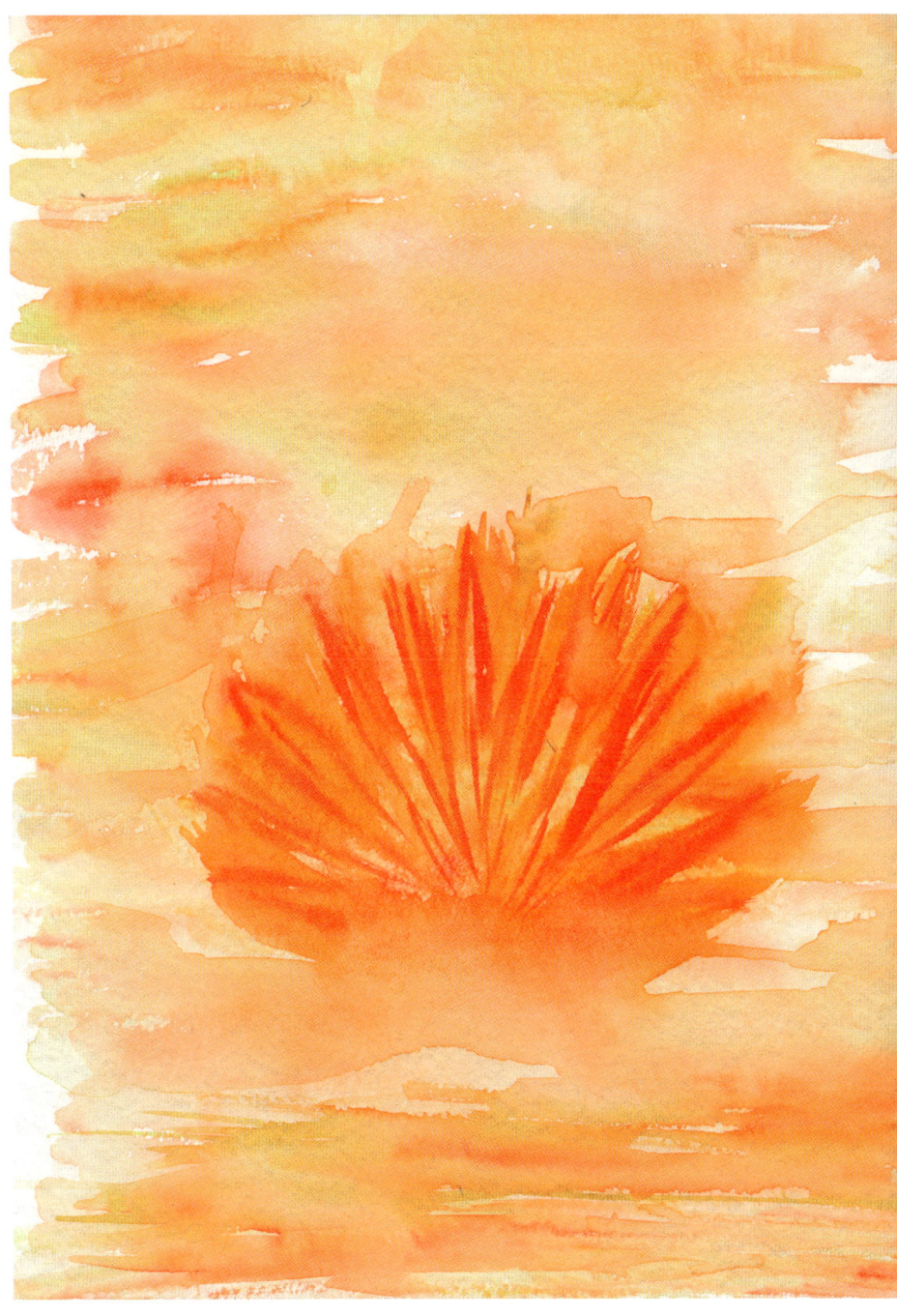

wunderbaren Schatz in dir ganz intensiv wahr. Genieße das Gefühl, neues Leben in dir zu tragen.

Genieße die Veränderungen an deinem Körper. Es ist wunderbar, was dein Körper vollbringt.

Dein Körper nährt ein neues Leben. Dein Körper weiß ganz genau, was er tun muss. Schau dich voller Stolz an.

Spüre deinen Körper, wie er auf der Unterlage liegt. Spüre, welche Teile deines Körpers Kontakt mit der Unterlage haben. Nimm dich nun wieder ganz bewusst im Raum wahr und fange langsam an, dich in deinem eigenen Rhythmus zu bewegen. Atme tief durch und öffne, wenn du wieder dazu bereit bist, deine Augen. Sei wieder ganz im Hier und Jetzt.

Der Weg

Siebter Monat

*Langsam wird dein Bauch immer größer. Je nachdem, welchen Beruf du
ausübst, wird es vielleicht ein wenig beschwerlich. Bei manchen Frauen wird
der Tatendrang der vorigen Monate durch schwere Beine oder leichte
Rückenschmerzen gebremst. Fühle einfach in dich hinein, was dir gut tut.*

Meditation im siebten Schwangerschaftsmonat

Im Verlauf der Schwangerschaft wirst du an Gewicht zunehmen. Dein Baby wird mit jeder Woche ein bisschen schwerer, deine Brust wächst, deine Gebärmutter, die Plazenta und der zusätzliche Blutkreislauf bringen zusätzliches Gewicht, welches dein Körper tragen muss. Diese Meditation ist eine „Wellness- Meditation" für deinen Körper.

Lege dich bequem hin und spüre deinen Körper, wie er auf der Unterlage aufliegt. Lasse dich ganz auf die Unterlage herabsinken. Konzentriere dich auf deine Atmung. Versuche dich bei jedem Ausatmen ein wenig mehr von der Unterlage tragen zu lassen. Lasse dich mit jedem Ausatmen tiefer sinken.

Konzentriere dich nun auf deine Kopfhaut. Versuche sie ganz locker zu lassen, glätte auch die Falten auf deiner Stirn. Schließe die Augen ganz locker. Deine Zunge liegt entspannt im Mundboden. Nimm deine Schultern wahr und lasse sie ganz tief sinken. Auch deine Arme dürfen sich ausruhen. Gib das ganze Gewicht deiner Arme an die Unterlage ab. Deine Beine fallen locker auseinander und ruhen auf der Unterlage. Mit jedem Ausatmen spürst du, wie sich jede Faser deines Körpers entspannt.

Stelle dir nun vor, du stehst unter einer Lichtdusche. Ein helles angenehmes Licht umspült deinen Körper von oben nach unten und spült alle Blockaden weg. Genieße das Licht und spüre, wie dein ganzer Körper durch das Licht allmählich zu leuchten beginnt.

Spüre ganz intensiv deine Füße. Stelle dir vor, deine Füße sind von einer weichen Wolke umgeben. Sie fühlen sich locker und leicht an. Spüre die Leichtigkeit deiner Füße ganz intensiv. Mit jedem Ausatmen werden deine Füße noch leichter. Vielleicht fühlt es sich auch an, als ob sie schweben.

Wie fühlen sich deine Knie an? Spüre deine Knie nun ganz intensiv. Stelle dir vor, deine Knie sind von einer weichen Wolke umgeben. Sie fühlen sich locker und leicht an. Spüre die Leichtigkeit deiner Knie ganz intensiv. Mit jedem Ausatmen werden deine Knie noch leichter. Vielleicht fühlt es sich auch an, als ob sie schweben.

Wie nimmst du deine Hüften wahr? Spüre deine Hüften nun ganz intensiv. Stelle dir vor, deine Hüften sind von einer weichen Wolke umgeben. Sie fühlen sich locker und leicht an. Spüre die Leichtigkeit deiner Hüften ganz intensiv. Mit jedem Ausatmen werden deine Hüften noch leichter. Vielleicht fühlt es sich auch an, als ob sie schweben.

Wie fühlt sich deine Wirbelsäule an? Spüre sie nun ganz deutlich. Stelle dir vor, deine Wirbelsäule ist von einer weichen Wolke umgeben. Sie fühlt sich locker und leicht an. Spüre die Leichtigkeit deiner Wirbelsäule ganz intensiv. Mit jedem Ausatmen wird deine Wirbelsäule noch leichter. Vielleicht fühlt es sich auch an, als ob sie schwebt.

Spüre nun ganz intensiv deine Schultern. Stelle dir vor, deine Schultern sind von einer weichen Wolke umgeben. Sie fühlen sich locker und leicht an. Spüre die Leichtigkeit deiner Schultern ganz intensiv. Mit jedem Ausatmen werden deine Schultern noch leichter. Vielleicht fühlt es sich auch an, als ob sie schweben.

Spüre nun ganz intensiv deine Ellbogen. Stelle dir vor, deine Ellbogen sind von einer weichen Wolke umgeben. Sie fühlen sich locker und leicht an. Spüre die Leichtigkeit deiner Ellbogen ganz intensiv. Mit jedem Ausatmen werden deine Ellbogen noch leichter. Vielleicht fühlt es sich auch an, als ob sie schweben.

Spüre nun ganz intensiv deine Hände. Wie nimmst du deine Hände wahr? Stelle dir vor, deine Hände sind von einer weichen Wolke umgeben. Sie fühlen sich locker und leicht an. Spüre die Leichtigkeit deiner Hände ganz intensiv. Mit jedem Ausatmen werden deine Hände noch leichter. Vielleicht fühlt es sich auch an, als ob sie schweben.

Auf deiner Stirn kannst du einen angenehmen Lufthauch wahrnehmen.

Fühle nun die Leichtigkeit in deinem ganzen Körper. Alle Gelenke sind locker, leicht und vollkommen frei beweglich. Genieße dieses Gefühl, wie auf einer Wolke zu schweben. Genieße das Gefühl der Freiheit und Leichtigkeit in vollen Zügen.

Spüre deinen Körper, wie er auf der Unterlage liegt. Spüre, welche Teile deines Körpers Kontakt mit der Unterlage haben. Nimm dich nun wieder ganz bewusst im Raum wahr und fange langsam an, dich in deinem eigenen Rhythmus zu bewegen. Atme tief durch und öffne, wenn du wieder dazu bereit bist, deine Augen. Sei wieder ganz im Hier und Jetzt.

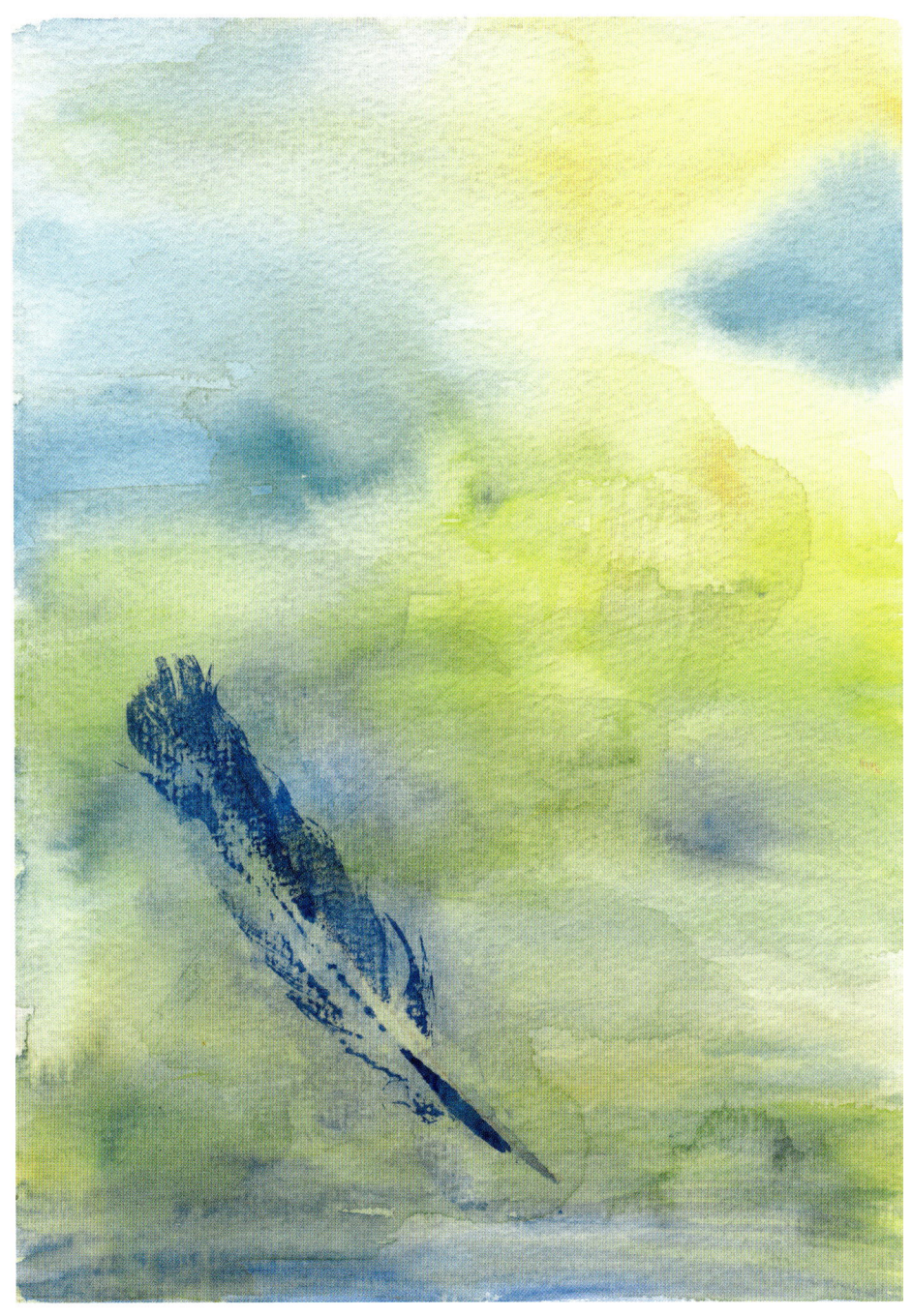

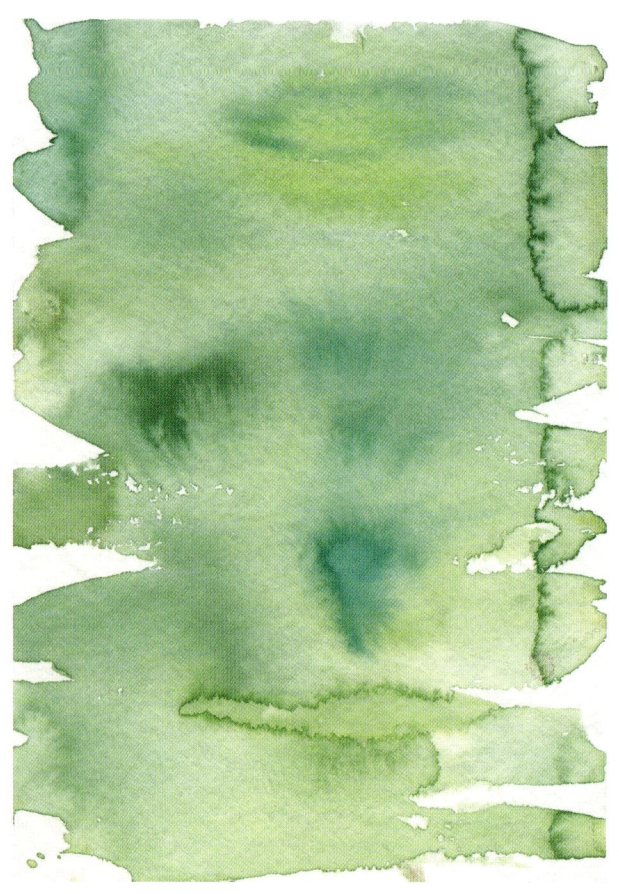

Spannung

Achter Monat

Nur noch wenige Wochen bis zur Geburt. Der Mutterschutz beginnt.
Genieße diese Wochen. Gönne dir so viel Ruhe, wie du brauchst.
Tu Dinge, die dir Freude bereiten. Diese Wochen gehören ganz dir.

Meditation im achten Schwangerschaftsmonat

Langsam füllt dein Baby deinen Bauch ganz aus. Manchmal kannst du seine Bewegungen auch schon von außen sehen. Die Wochen deiner Schwangerschaft gehen allmählich zu Ende. Mit dieser Meditation kannst du dich zusammen mit deinem Baby freuen und das Leben feiern.

Lege dich bequem hin und spüre deinen Körper, wie er auf der Unterlage aufliegt. Lasse dich ganz auf die Unterlage herabsinken. Konzentriere dich auf deine Atmung. Versuche dich bei jedem Ausatmen ein wenig mehr von der Unterlage tragen zu lassen. Lasse dich mit jedem Ausatmen tiefer sinken.

Konzentriere dich nun auf deine Kopfhaut. Versuche sie ganz locker zu lassen, glätte auch die Falten auf deiner Stirn. Schließe die Augen ganz locker. Deine Zunge liegt entspannt im Mundboden. Nimm deine Schultern wahr und lasse sie ganz tief sinken. Auch deine Arme dürfen sich ausruhen. Gib das ganze Gewicht deiner Arme an die Unterlage ab. Deine Beine fallen locker auseinander und ruhen auf der Unterlage. Mit jedem Ausatmen spürst du, wie sich jede Faser deines Körpers entspannt.

Stelle dir nun vor, du stehst unter einer Lichtdusche. Ein helles angenehmes Licht umspült deinen Körper von oben nach unten und spült alle Blockaden weg. Genieße das Licht und spüre, wie dein ganzer Körper durch das Licht allmählich zu leuchten beginnt.

Wandere nun mit deinen Gedanken zu deiner Gebärmutter und deinem Baby. Sieh dein Baby ganz deutlich vor deinem inneren Auge. Es ist ziemlich gewachsen. Noch hat es Platz, sich frei in deinem Bauch zu bewegen, was du bestimmt auch öfter einmal spürst, vielleicht auch von außen sehen kannst. Doch langsam wird es immer enger für dein Baby.

Schau dir seine Hände mit den Fingern genau an. Sieh die Beine, Füße und Zehen. Vielleicht bewegt sich dein Baby gerade.

Schau das Gesicht deines Babys an. Schenke deinem Baby ein Lächeln. Vielleicht lächelt es zurück. Aus dem Lächeln kann auch ein Lachen werden. Freue dich über die schöne gemeinsame Zeit der Schwangerschaft.

Ihr könnt euch auch schon auf die Zeit nach der Geburt freuen, wenn ihr euch anschauen, befühlen, streicheln, riechen könnt. Vielleicht möchtest du deinem Baby die Hände zu einem Freudentanz reichen. Freut euch des Lebens, des neuen Lebens, der einzigartigen Mutterschaft. Lacht und tanzt und genießt den Moment.

Spüre deinen Körper, wie er auf der Unterlage liegt. Spüre, welche Teile deines Körpers Kontakt mit der Unterlage haben. Nimm dich nun wieder ganz bewusst im Raum wahr und fange langsam an, dich in deinem eigenen Rhythmus zu bewegen. Atme tief durch und öffne, wenn du wieder dazu bereit bist, deine Augen. Sei wieder ganz im Hier und Jetzt.

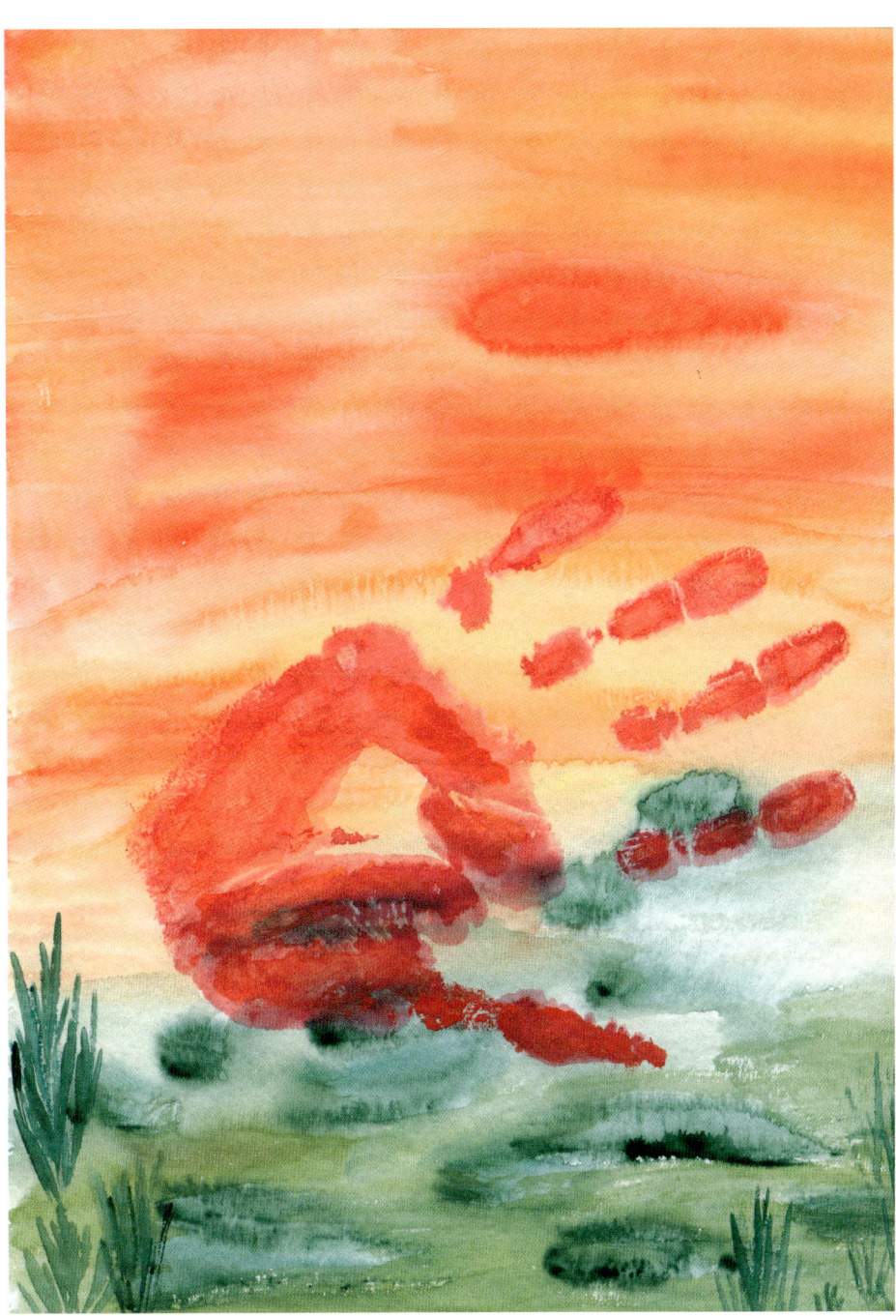

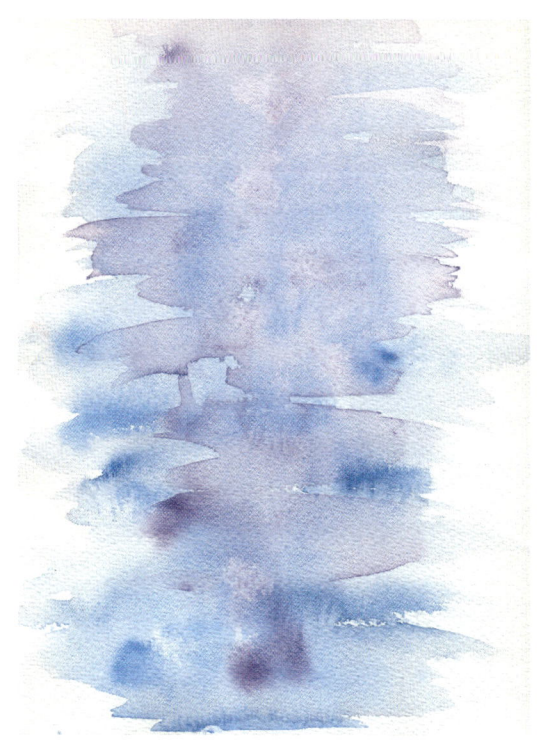

Warten mit Geduld

Neunter Monat

Nun dreht sich wahrscheinlich alles um die Geburt. Viele Fragen kreisen in
deinem Kopf: Wie wird die Geburt wohl sein? Wie die Zeit danach?
Bin ich gut vorbereitet? Habe ich an alles gedacht? Wann ist es soweit?
Dein Kind bestimmt den Zeitpunkt der Geburt für sich allein.
Viele Kinder lassen sich Zeit.
Die wenigsten kommen genau zum errechneten Geburtstermin.
Versuche die letzten Wochen und Tage deiner Schwangerschaft mit Geduld
zu genießen, auch wenn es so langsam vielleicht beschwerlich wird.
Bald ist es so weit und du hältst dein Baby in den Händen und siehst,
wie sich dein Lächeln in seinen Augen widerspiegelt!

Meditation im neunten Schwangerschaftsmonat

Mit dieser Meditation kannst du Kraft, Energie und Ruhe für deinen weiteren Weg tanken. Du kannst sie auch nach der Geburt genießen.

Lege dich bequem hin und spüre deinen Körper, wie er auf der Unterlage aufliegt. Lasse dich ganz auf die Unterlage herabsinken. Konzentriere dich auf deine Atmung. Versuche dich bei jedem Ausatmen ein wenig mehr von der Unterlage tragen zu lassen. Lasse dich mit jedem Ausatmen tiefer sinken.

Konzentriere dich nun auf deine Kopfhaut. Versuche sie ganz locker zu lassen, glätte auch die Falten auf deiner Stirn. Schließe die Augen ganz locker. Deine Zunge liegt entspannt im Mundboden. Nimm deine Schultern wahr und lasse sie ganz tief sinken. Auch deine Arme dürfen sich ausruhen. Gib das ganze Gewicht deiner Arme an die Unterlage ab. Deine Beine fallen locker auseinander und ruhen auf der Unterlage. Mit jedem Ausatmen spürst du, wie sich jede Faser deines Körpers entspannt.

Stelle dir nun vor, du stehst unter einer Lichtdusche. Ein helles angenehmes Licht umspült deinen Körper von oben nach unten und spült alle Blockaden weg. Genieße das Licht und spüre, wie dein ganzer Körper durch das Licht allmählich zu leuchten beginnt.

Stelle dir einen Ort in der Natur vor. Sei in Gedanken an diesem Ort. Schau dich dort ein bisschen um. Du kannst auch gerne ein wenig umhergehen.

Vielleicht siehst du ganz versteckt den Eingang einer Höhle. Wenn du möchtest, kannst du in die Höhle gehen und dich dort umschauen. Was kannst du alles in der Höhle wahrnehmen? Was kannst du sehen, hören, riechen oder fühlen?

Gehe nun immer tiefer in die Höhle hinein. Vielleicht kommst du an einen See. Schau dir das Wasser genau an. Welche Farbe hat es? Gibt es einen Wasserfall? Wenn du möchtest, kannst du deine Kleider ablegen und in dem Wasser baden. Wie fühlt sich das Wasser an, wie schmeckt es?

Je tiefer du in das Wasser gehst und je länger du dich darin aufhältst, desto leichter wirst du dich wahrscheinlich fühlen. Falls dir zuvor vielleicht der Rücken oder die Beine wehgetan haben, ist der Schmerz jetzt Leichtigkeit gewichen. Genieße dieses gute Gefühl, solange du möchtest.

Zieh dich wieder an und gehe noch weiter in die Höhle hinein. Irgendwann stehst du wahrscheinlich in einem leuchtenden Raum. Das Leuchten kommt von einem großen Edelstein, der mitten im Raum steht. Wenn du willst, kannst du den Stein berühren. Vielleicht lädt er dich auch dazu ein, dich auf ihn zu legen. Spürst du die Kraft, die von dem Stein ausgeht? Es kann sich wie ein Pulsieren oder Strömen, wie Wärme oder ein Fließen anfühlen. Jeder nimmt diese Energie anders wahr. Spürst du, wie diese Energie langsam auf dich übergeht? Wenn du genug Energie getankt hast, kannst du dich von dem Stein verabschieden und dich bei ihm für seine Kraft bedanken.

Gehe nun langsam wieder nach draußen mit dem Wissen, dass du jederzeit zurückkommen kannst, wenn du Kraft brauchst. Wenn du wieder an den See kommst, bedanke dich bei dem Wasser für die Leichtigkeit. Sei dir gewiss, dass du immer zurückkommen kannst, wenn du Leichtigkeit brauchst oder Schmerzen hast.

Gehe langsam aus der Höhle wieder nach draußen. Spüre die Leichtigkeit und Kraft in dir noch einmal ganz intensiv.

Spüre deinen Körper, wie er auf der Unterlage liegt. Spüre, welche Teile deines Körpers Kontakt mit der Unterlage haben. Nimm dich nun wieder ganz bewusst im Raum wahr und fange langsam an, dich in deinem eigenen Rhythmus zu bewegen. Atme tief durch und öffne, wenn du wieder dazu bereit bist, deine Augen. Sei wieder ganz im Hier und Jetzt.

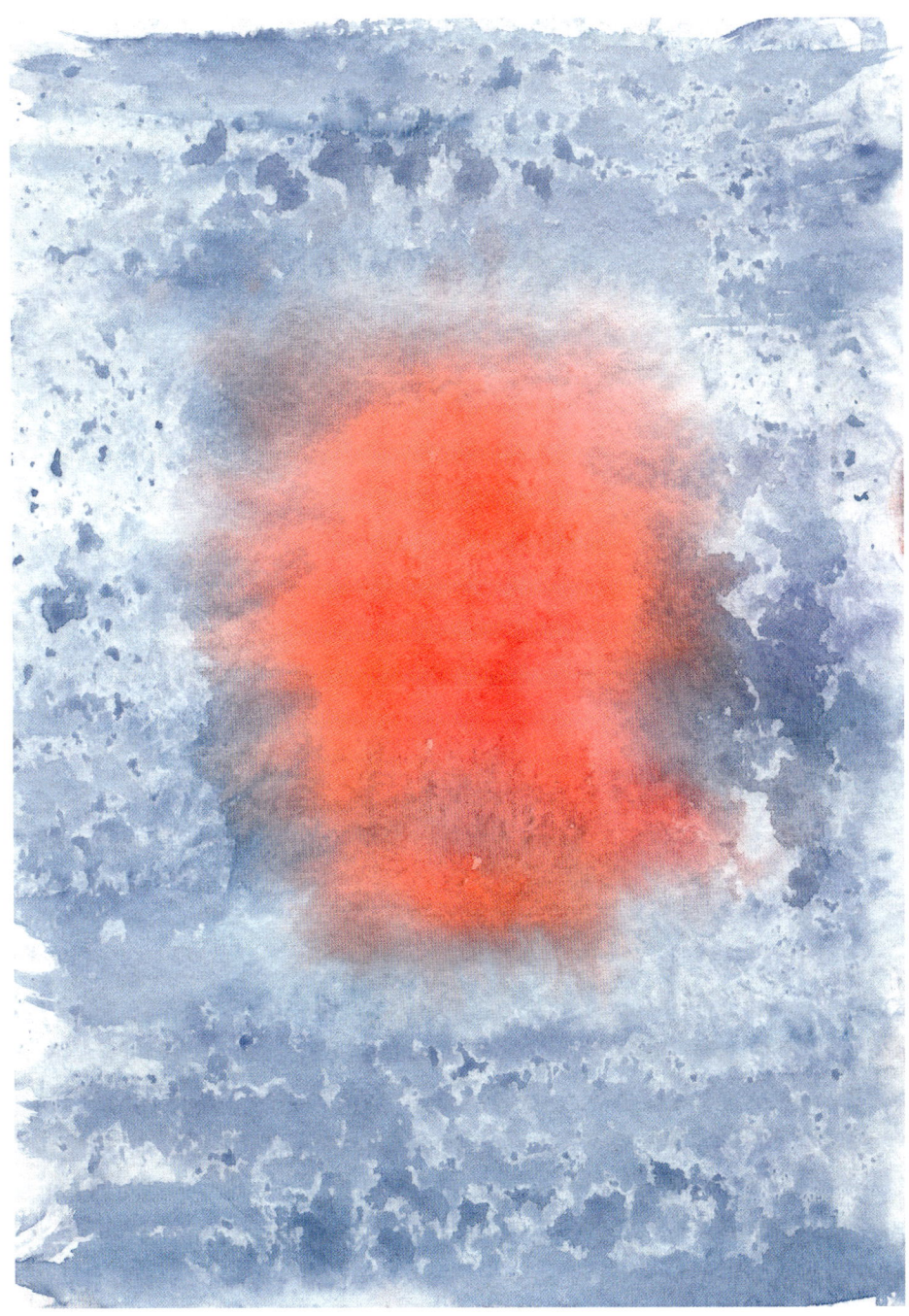

Geburtsvorbereitung

Für eine natürliche Geburt deines Babys brauchst du Vertrauen in dich selbst und deine Intuition, Kraft und Energie, Ruhe und Geduld sowie die Fähigkeit zu entspannen und loszulassen. All dies konntest du in den vorigen Meditationen üben.

Je häufiger du die Meditationen durchgeführt hast, desto einfacher wird es für dich sein, während der Geburt darauf zurückzugreifen.

Den Zeitpunkt der Geburt setzt dein Kind fest. Falls es dein Kind zu eilig hat oder es sich nicht für die Geburt bereit machen will, können die folgenden Meditationen eine zusätzliche Hilfe für dich sein.

Meditation zur Geburtsvorbereitung

Nun ist es bald soweit. Dein Kind wird sich auf den Weg direkt in deine Arme machen. Die Geburt beginnt, wenn sich deine Gebärmutter immer wieder zusammenzieht, wodurch sich zuerst der Muttermund öffnet und danach dein Baby auf den Weg nach draußen gebracht wird. Bei uns wird dieses rhythmische Zusammenziehen der Gebärmutter Wehen genannt. Im Englischen nennt man es „labour" – Arbeit –, was das Ganze noch besser trifft. Eine Geburt ist Arbeit, die aber mit etwas Unbeschreiblichem belohnt wird: Du hältst danach dein Baby in den Armen. Dein Lächeln spiegelt sich in seinen Augen. Diese ersten Momente werden dir unvergesslich bleiben. Es lohnt sich also, dafür zu arbeiten.

Du kannst diese Meditation ab der 39. Schwangerschaftswoche regelmäßig üben. Je häufiger du übst, desto einfacher wird es für dich sein, die Meditation auch unter der Geburt zu wiederholen. Das Lockerlassen sowie das Loslassen werden dann viel einfacher sein.

Lege dich bequem hin und spüre deinen Körper, wie er auf der Unterlage aufliegt. Lasse dich ganz auf die Unterlage herabsinken. Konzentriere dich auf deine Atmung. Versuche dich bei jedem Ausatmen ein wenig mehr von der Unterlage tragen zu lassen. Lasse dich mit jedem Ausatmen tiefer sinken.

Konzentriere dich nun auf deine Kopfhaut. Versuche sie ganz locker zu lassen, glätte auch die Falten auf deiner Stirn. Schließe die Augen ganz locker. Deine Zunge liegt entspannt im Mundboden. Nimm deine Schultern wahr und lasse sie ganz tief sinken. Auch deine Arme dürfen sich ausruhen. Gib das ganze Gewicht deiner Arme an die Unterlage ab. Deine Beine fallen locker auseinander und ruhen auf der Unterlage. Mit jedem Ausatmen spürst du, wie sich jede Faser deines Körpers entspannt.

Stelle dir nun vor, du stehst unter einer Lichtdusche. Ein helles angenehmes Licht umspült deinen Körper von oben nach unten und spült alle Blockaden weg. Genieße das Licht und spüre, wie dein ganzer Körper durch das Licht allmählich zu leuchten beginnt.

Wandere mit deinen Gedanken zu deiner Gebärmutter. Langsam wird es für dein Baby ziemlich eng darin. Nimm dein Baby in der Gebärmutter wahr.

Der Kopf des Babys liegt auf dem Muttermund. Der Muttermund ist wie ein Ring. Er war während der Schwangerschaft ganz eng verschlossen. Doch nun siehst du eine kleine helle Stelle in der Mitte. Ein kleiner Lichtstrahl blitzt hindurch. Vielleicht ist dein Baby neugierig, woher das Licht kommt. Erzähle ihm, was dahinter liegt: ein Gang, der direkt in deine Arme führt. Vielleicht wollt ihr zusammen den Durchgang ein wenig vergrößern.

Dein Muttermund hat während der Schwangerschaft hervorragende Arbeit geleistet. Doch jetzt kann er langsam lockerlassen.

Stelle dir vor, wie immer mehr Licht durch den Muttermund hindurch kommt. Falls du während der Geburt wieder Kraft auftanken willst oder Schmerzen lindern möchtest, erinnere dich an deine Höhle mit dem See und dem Edelstein. Du kannst auch während der Geburt dort hingehen. Stelle dir nun vor, wie deine Gebärmutter sich immer wieder zusammenzieht und arbeitet und das Licht immer größer wird, das durch den Muttermund hindurch scheint. Dies fühlt sich für dein Baby an wie eine Massage. Stelle dir das Ganze vor wie die Lockerungsmassage eines Sportlers vor dem Wettkampf.

Nimm dein Baby an die Hand. Vielleicht wollt ihr euch den Weg nach draußen einmal anschauen. Du kannst den Weg auch wieder so schmücken, wie du das am Anfang der Schwangerschaft mit deiner Gebärmutter gemacht hast. Du kannst die Wände streichen, oder Bilder aufhängen, Kissen auslegen, Fackeln anbringen …

Macht euch gemeinsam auf den Weg bis zu dem unendlich schönen Licht, in dem deine Hände auf dein Baby warten. Bis zur Geburt könnt ihr diesen Weg ruhig öfters gehen, sodass dein Baby sich bei der Geburt auf einen bekannten Weg begibt. Geht den Weg auch bei der Geburt gemeinsam, Hand in Hand.

Nehmt euch die Zeit, die ihr dazu braucht, um die eine Verbindung zu lösen und die andere, neue Bindung einzugehen.

Du kannst dich gerne noch ein wenig mit deinem Baby unterhalten. Höre auf dein Gefühl, was ihr beide für eine schöne Geburt braucht.

Spüre deinen Körper, wie er auf der Unterlage liegt. Spüre, welche Teile deines Körpers Kontakt mit der Unterlage haben. Nimm dich nun wieder ganz bewusst im Raum wahr und fange langsam an, dich in deinem eigenen Rhythmus zu bewegen. Atme tief durch und öffne, wenn du wieder dazu bereit bist, deine Augen. Sei wieder ganz im Hier und Jetzt.

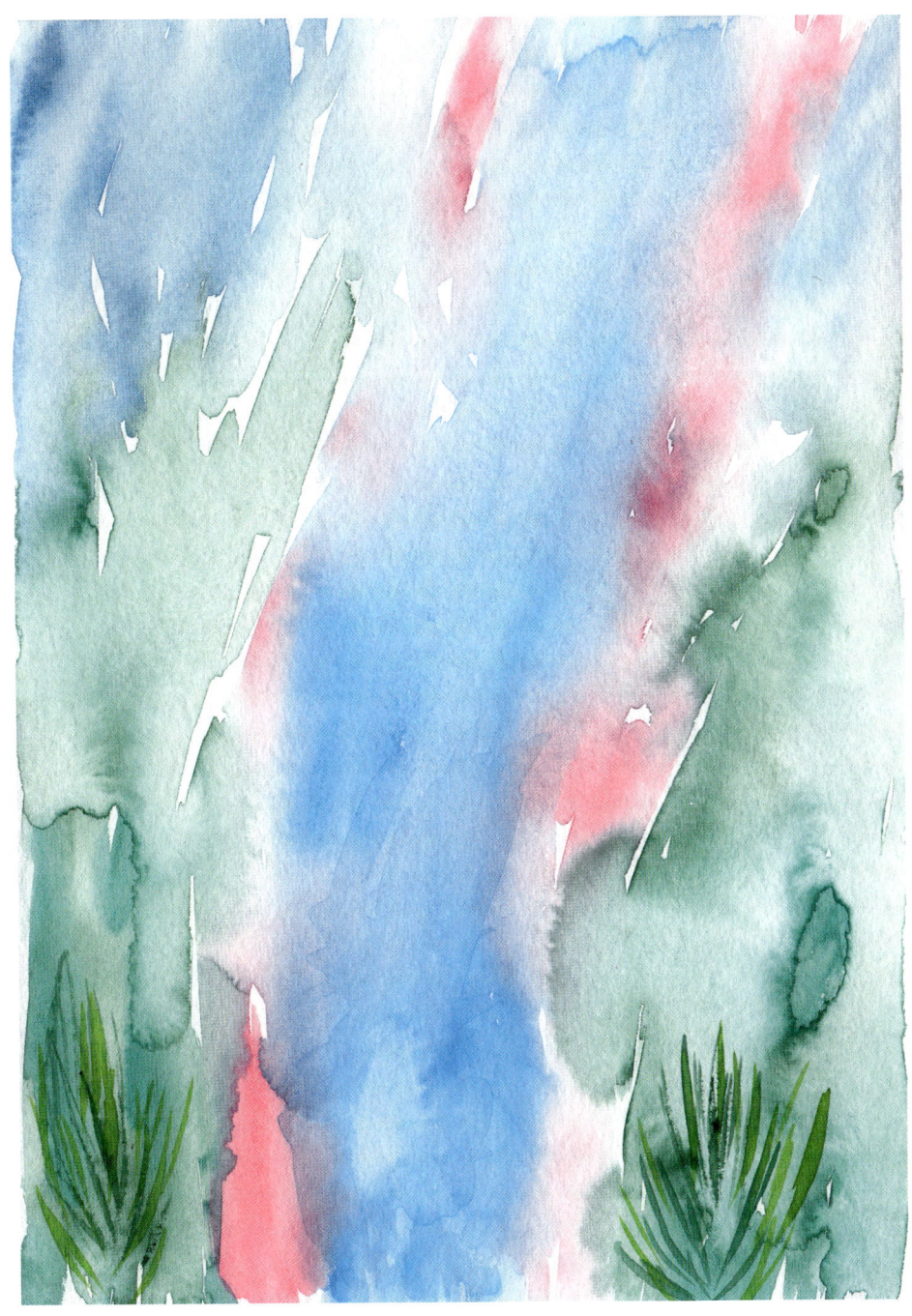

Meditation bei vorzeitiger Öffnung des Muttermunds und vorzeitigen Wehen

Manchmal kommt es vor, dass sich schon viele Wochen vor dem errechneten Geburtstermin der Muttermund öffnet oder der Gebärmutterhals verkürzt. Einige Frauen haben auch schon im Verlauf der Schwangerschaft Wehen, die über das normale Maß der Trainingswehen hinausgehen. Häufig besteht keine Gefahr, doch Angst und Unsicherheit bleiben. In dieser Meditation kannst du dich mit deiner inneren Heilerin verbinden.

Lege dich bequem hin und spüre deinen Körper, wie er auf der Unterlage aufliegt. Lasse dich ganz auf die Unterlage herabsinken. Konzentriere dich auf deine Atmung. Versuche dich bei jedem Ausatmen ein wenig mehr von der Unterlage tragen zu lassen. Lasse dich mit jedem Ausatmen tiefer sinken.

Konzentriere dich nun auf deine Kopfhaut. Versuche sie ganz locker zu lassen, glätte auch die Falten auf deiner Stirn. Schließe die Augen ganz locker. Deine Zunge liegt entspannt im Mundboden. Nimm deine Schultern wahr und lasse sie ganz tief sinken. Auch deine Arme dürfen sich ausruhen. Gib das ganze Gewicht deiner Arme an die Unterlage ab. Deine Beine fallen locker auseinander und ruhen auf der Unterlage. Mit jedem Ausatmen spürst du, wie sich jede Faser deines Körpers entspannt.

Stelle dir nun vor, du stehst unter einer Lichtdusche. Ein helles angenehmes Licht umspült deinen Körper von oben nach unten und spült alle Blockaden weg. Genieße das Licht und spüre, wie dein ganzer Körper durch das Licht allmählich zu leuchten beginnt.

Mache dir deinen leuchtenden Körper ganz bewusst. Vielleicht ist dein Körper nach einiger Zeit nur noch Licht. Wenn du dieses Leuchten ganz intensiv wahrnimmst, kann es sein, dass du tief im Inneren ein Pulsieren wahrnimmst. Vielleicht sieht es so aus, als ob das Licht von dort kommt und sich wie in Wellen nach außen hin ausbreitet. Manche Frauen spüren dieses Pulsieren auch in sich. Schau dir diesen Ort des Pulsierens ganz genau an. Wandere mit deinem inneren Auge dorthin. Je näher du kommst, desto genauer kannst du den Tempel, den Ort des Pulsierens erkennen. Es ist dein Herztempel.

Von hier aus verteilt sich die Energie in deinem ganzen Körper. Tritt in deinen Tempel ein und schau dich dort genau um. Vielleicht bist du auch nicht allein. Siehst du die vielen kleinen Arbeiter und Pfleger, die sich um dein Herz kümmern, damit es seine Arbeit optimal verrichten kann? Sie begrüßen dich wie eine Königin. Du kannst dich gerne mit ihnen unterhalten.

Schau dich nach einer Weile nochmals um. Nimmst du noch eine andere Person wahr? Eine Frau in einem hellen Licht kommt auf dich zu. Sie ist deine innere Heilerin. Wenn du willst, erzähle ihr von deinen vorzeitigen Wehen und der leichten Öffnung des Muttermundes.

Wandere mit deiner inneren Heilerin nun zu deiner Gebärmutter. Begrüße dort die vielen Arbeiter und Helfer. Nimm den Spannungszustand deiner Gebärmutter ganz deutlich wahr. Vielleicht möchtest du deine innere Heilerin oder aber auch einen der vielen Arbeiter in deiner Gebärmutter fragen, weshalb sie so angespannt ist. Was könntest du im Alltag ändern, damit sie und du gelöster sein könnt? Stelle dir vor, du würdest deinen Alltag verändern. Spüre ganz intensiv, wie sich deine Gebärmutter löst und lockerlässt. Mache dir dieses Gefühl ganz bewusst.

Dein Muttermund ist während der Schwangerschaft fest verschlossen. Manchmal, besonders wenn dies nicht dein erstes Kind ist, kann es sein, dass er sich schon vorher leicht öffnet. Sprich mit deinen Helfern und der Heilerin, ob die Öffnung eine Gefahr für dein Baby bedeutet. Wahrscheinlich ist alles vollkommen in Ordnung und mit einer Veränderung des Alltags lässt der Druck auf den Muttermund auch nach.

Falls die Öffnung doch schon zu groß oder dein Muttermund zu schwach sein sollte, bitte deine Heilerin, ihm zu helfen. Deine Heilerin kann ihre Hände auf den Muttermund legen. Spüre die Kraft, die von ihren Händen ausgeht. Spüre die Energie, die dein Muttermund aufnimmt. Vielleicht legt die Heilerin noch einen Edelstein zur Kräftigung und Verstärkung als Schutz auf den Muttermund.

Dieser Stein ebnet bei der Geburt dir und deinem Baby den Weg nach draußen. Mit einer unbeschreiblichen Kraft und Leichtigkeit wird er dann nach draußen rollen.

Spüre nun deine gelöste Gebärmutter und deinen kraftvollen Muttermund. Bedanke dich bei den Helfern und Arbeitern der Gebärmutter sowie bei deiner Heilerin. Vielleicht möchte sie noch ein wenig bleiben. Sie legt ihre Hände auf die Gebärmutter. Sieh das Licht, das von ihren Händen auf die Gebärmutter übergeht. Sie beginnt zu leuchten. Nimm das Leuchten ganz deutlich wahr.

Spüre deinen Körper, wie er auf der Unterlage liegt. Spüre, welche Teile deines Körpers Kontakt mit der Unterlage haben. Nimm dich nun wieder ganz bewusst im Raum wahr und fange langsam an, dich in deinem eigenen Rhythmus zu bewegen. Atme tief durch und öffne, wenn du wieder dazu bereit bist, deine Augen. Sei wieder ganz im Hier und Jetzt.

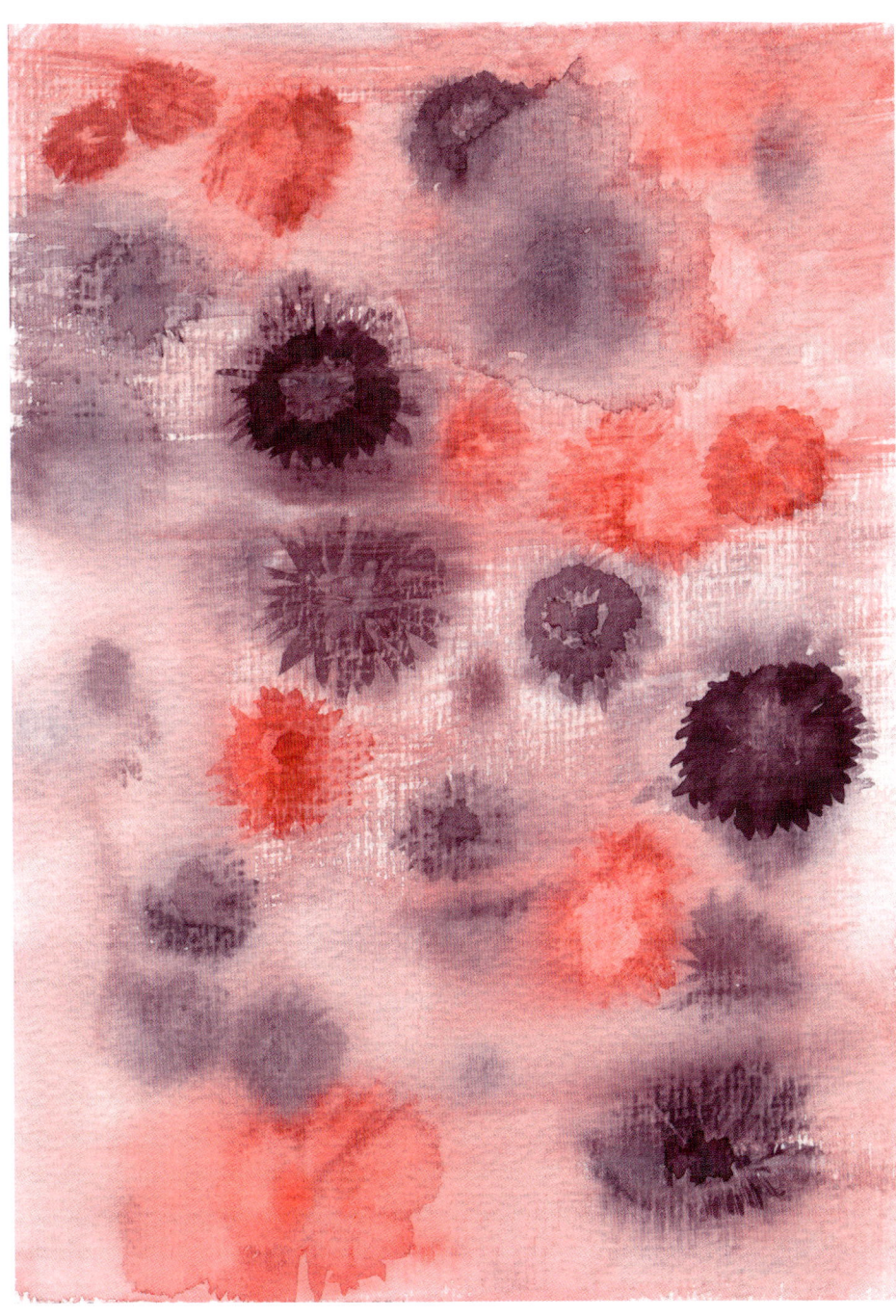

Meditation, um das Kind zu drehen

Es gibt verschiedene Möglichkeiten, ein Baby zu locken, sich mit dem Kopf nach unten in Geburtsposition zu drehen. Deine Hebamme kann dir die Indische Brücke zeigen, oder sie bietet dir eine Akupunktur oder Moxatherapie an. Manche Frauen locken ihr Baby auch mit einem Licht. In dieser Meditation kannst du deinem Baby erklären, weshalb es einen „Kopfstand" machen soll.

Lege dich bequem hin und spüre deinen Körper, wie er auf der Unterlage aufliegt. Lasse dich ganz auf die Unterlage herabsinken. Konzentriere dich auf deine Atmung. Versuche dich bei jedem Ausatmen ein wenig mehr von der Unterlage tragen zu lassen. Lasse dich mit jedem Ausatmen tiefer sinken.

Konzentriere dich nun auf deine Kopfhaut. Versuche sie ganz locker zu lassen, glätte auch die Falten auf deiner Stirn. Schließe die Augen ganz locker. Deine Zunge liegt entspannt im Mundboden. Nimm deine Schultern wahr und lasse sie ganz tief sinken. Auch deine Arme dürfen sich ausruhen. Gib das ganze Gewicht deiner Arme an die Unterlage ab. Deine Beine fallen locker auseinander und ruhen auf der Unterlage. Mit jedem Ausatmen spürst du, wie sich jede Faser deines Körpers entspannt.

Stelle dir nun vor, du stehst unter einer Lichtdusche. Ein helles angenehmes Licht umspült deinen Körper von oben nach unten und spült alle Blockaden weg. Genieße das Licht und spüre, wie dein ganzer Körper durch das Licht allmählich zu leuchten beginnt.

Richte deinen Blick auf deine Gebärmutter und dein Baby. Wie liegt dein Baby in seiner Höhle? Für eine Geburt ist es sinnvoll, wenn dein Baby mit dem Kopf nach unten in Richtung Muttermund liegt. Schau dir seine Lage an. Falls dein Baby mit den Füßen oder dem Po nach

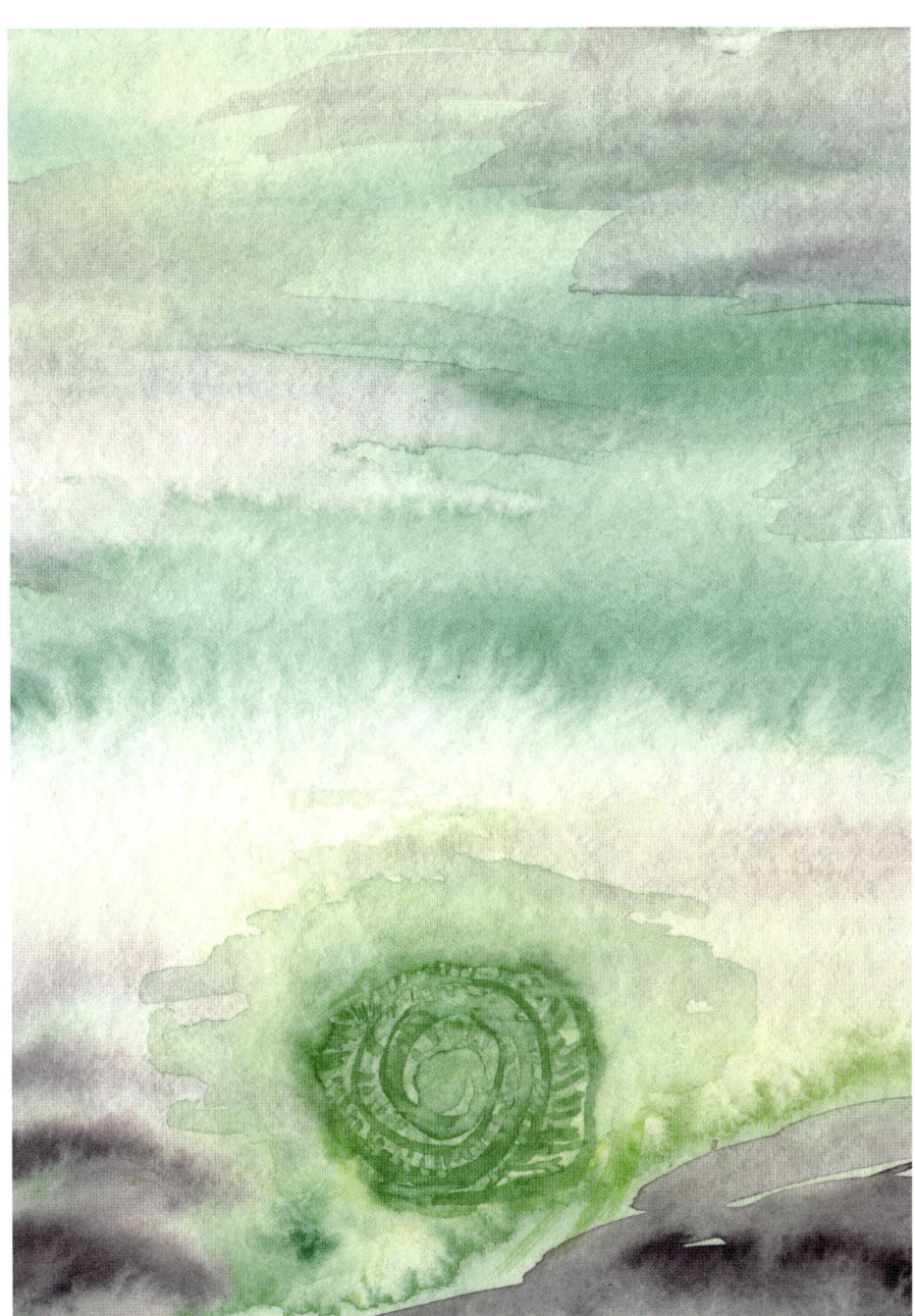

unten oder ganz anders liegt, schau dir an, weshalb diese Lage für dein Kind bequemer ist.

Nimm Kontakt mit deinem Baby auf und erkläre ihm, weshalb du seine Lage ändern möchtest. Nimm es an die Hand und sei ihm dabei behilflich, seine Lage zu ändern und sich mit dem Kopf nach unten zu drehen. Frag es, was es braucht, damit ihm diese neue Lage angenehm ist. Hilf deinem Baby, es sich bequem zu machen.

Lass deinem Baby Zeit, sich zu drehen. Halte es liebevoll dabei.

Schau dir dein Baby in seiner neuen Lage in deiner Gebärmutter noch einmal an. Vielleicht möchtest du deinem Baby liebevoll über den Kopf streicheln. Es hat sich nach dieser „Dreh-Arbeit" eine Ruhepause verdient. Verabschiede dich von ihm. Bald wird es soweit sein, dass du es in deinen Armen wiegen kannst.

Spüre deinen Körper, wie er auf der Unterlage liegt. Spüre, welche Teile deines Körpers Kontakt mit der Unterlage haben. Nimm dich nun wieder ganz bewusst im Raum wahr und fange langsam an, dich in deinem eigenen Rhythmus zu bewegen. Atme tief durch und öffne, wenn du wieder dazu bereit bist, deine Augen. Sei wieder ganz im Hier und Jetzt.

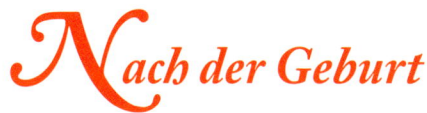ach der Geburt

Endlich ist es soweit! Du hältst dein Baby in deinen Armen.
Genieße diese unbeschreiblichen und kostbaren Momente in vollen
Zügen.

Häufig erzählen mir Frauen, sie würden gerne stillen,
wenn es klappt. Weshalb sollte es nicht funktionieren? Genau wie
eine Schwangerschaft ist auch Stillen etwas ganz Normales.
Und dennoch vollbringt unser nährender Körper gleichzeitig ein
Wunder, ohne das der Mensch schon lange ausgestorben wäre.
Vertraue auf dich und deinen Körper.
Es gibt jedoch einige Situationen, die das Stillen erschweren:
Konnte dein Baby nicht durch eine Spontangeburt das Licht
der Welt erblicken, so kannst du mit der folgenden Meditation die
Milchbildung unterstützen und diese Momente der innigen
Zweisamkeit mit deinem Baby auch genießen.

Nach der Still-Meditation folgt eine Meditation, die dir dabei hilft,
das Band zwischen dir und deinem Kind auch außerhalb deines
Körpers weiterzuknüpfen.

Meditation bei Stillproblemen (z. B. nach einem Kaiserschnitt)

Lasse diese Meditation ruhig öfters auf dich wirken. Lege dein Baby an, sooft es will. Genießt diese Zeit der Nähe während des Stillens ganz ohne Zeitdruck.

Lege dich bequem hin und spüre deinen Körper, wie er auf der Unterlage aufliegt. Lasse dich ganz auf die Unterlage herabsinken. Konzentriere dich auf deine Atmung. Versuche dich bei jedem Ausatmen ein wenig mehr von der Unterlage tragen zu lassen. Lasse dich mit jedem Ausatmen tiefer sinken.

Konzentriere dich nun auf deine Kopfhaut. Versuche sie ganz locker zu lassen, glätte auch die Falten auf deiner Stirn. Schließe die Augen ganz locker. Deine Zunge liegt entspannt im Mundboden. Nimm deine Schultern wahr und lasse sie ganz tief sinken. Auch deine Arme dürfen sich ausruhen. Gib das ganze Gewicht deiner Arme an die Unterlage ab. Deine Beine fallen locker auseinander und ruhen auf der Unterlage. Mit jedem Ausatmen spürst du, wie sich jede Faser deines Körpers entspannt.

Stelle dir nun vor, du stehst unter einer Lichtdusche. Ein helles angenehmes Licht umspült deinen Körper von oben nach unten und spült alle Blockaden weg. Genieße das Licht und spüre, wie dein ganzer Körper durch das Licht allmählich zu leuchten beginnt.

Stelle dir vor, du liegst an einem Ort, den du gern magst. Lass die Ruhe an diesem Ort auf dich wirken. Die Sonne scheint auf dich. Du spürst ihre angenehme Wärme besonders auf deiner Brust. Langsam geht die Wärme auf deinen ganzen Körper über. Spüre die Wärme besonders in deinen Brüsten.

Wandere mit deinem inneren Auge dorthin. Die Arbeiter in deinen Brüsten arbeiten ohne Unterlass, um deinen Milchdrüsen zu helfen,

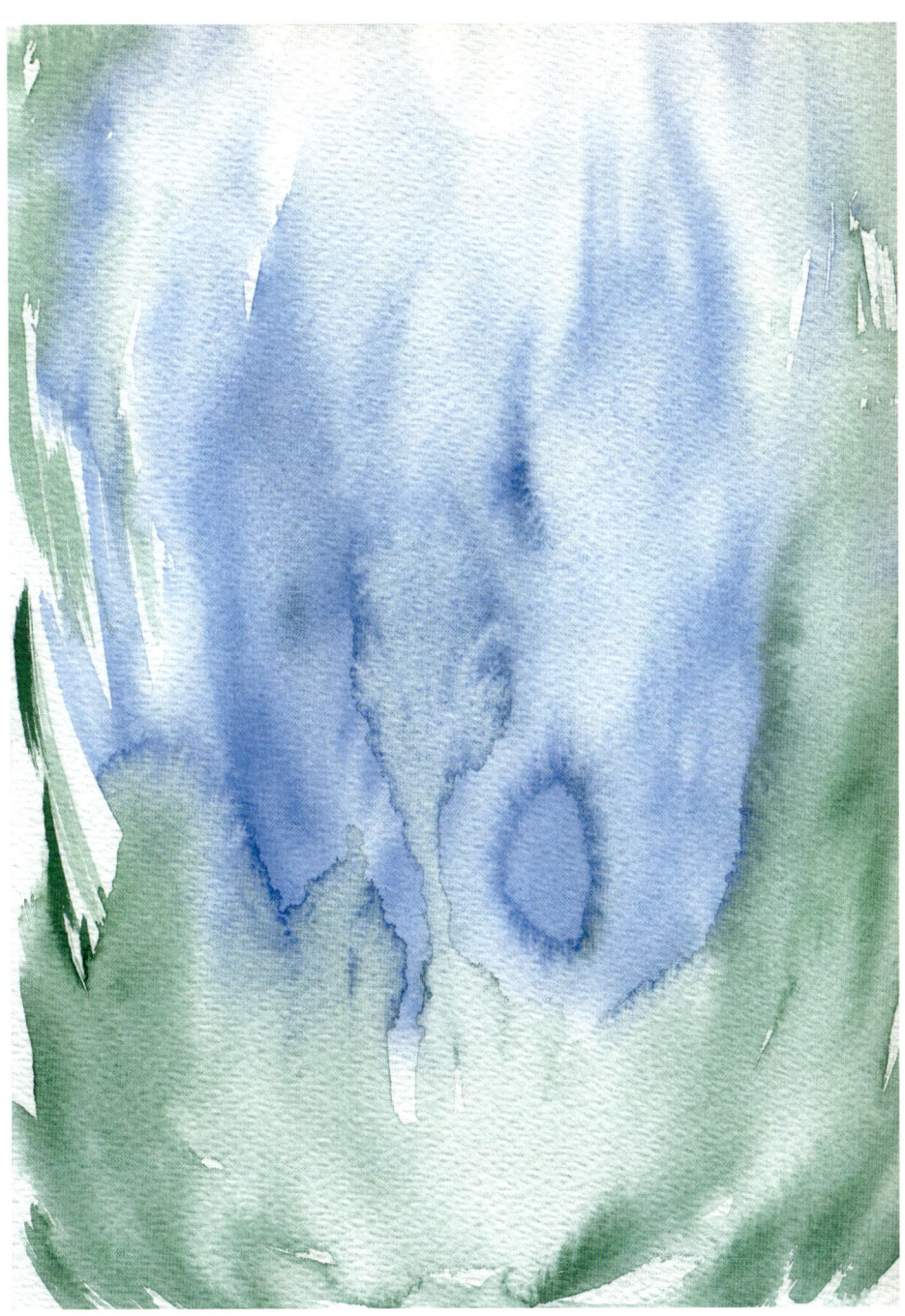

genügend wertvolle Milch für dein Baby herzustellen. Die Wärme erleichtert ihnen die Arbeit.

Nimm die vielen Milchgänge und Milchdrüsen in deinen Brüsten wahr. Spüre, wie sich die Milch in deinen Brüsten bildet. Vielleicht bemerkst du ein leichtes Kribbeln in den Brüsten. Manchmal reagiert auch deine Gebärmutter auf das Einschießen der Milch.

Spüre einfach, was du wahrnehmen kannst. Dein Körper weiß genau, was dein Baby braucht. Spüre ganz intensiv, wie sich die Milch bildet, die dein Baby nährt. In dieser angenehmen Atmosphäre bildet sich die Milch ganz leicht. Schaffe diese Atmosphäre für dich und dein Baby auch, wenn du stillen möchtest. Macht es euch gemütlich und lasst euch alle Zeit, die ihr braucht.

Stelle dir nun vor, du würdest dein Baby an deine Brust legen, um es zu nähren. Spüre seinen sanften Mund und den Zug, der auf deiner Brust entsteht. Vielleicht verstärkt sich das Kribbeln in deiner Brust. Genieße das Gefühl, das während des Stillens in dir entsteht. Wenn dein Baby satt ist, lässt es wieder los. Genieße die Nähe mit deinem Baby noch eine Weile.

Spüre deinen Körper, wie er auf der Unterlage liegt. Spüre, welche Teile deines Körpers Kontakt mit der Unterlage haben. Nimm dich nun wieder ganz bewusst im Raum wahr und fange langsam an, dich in deinem eigenen Rhythmus zu bewegen. Atme tief durch und öffne, wenn du wieder dazu bereit bist, deine Augen. Sei wieder ganz im Hier und Jetzt.

Meditation für Mutter und Kind

In der Zeit nach der Geburt kannst du viele Meditationen für dich nützen. Die Meditation, um zur inneren Weiblichkeit zu finden, die Chakra-Meditation, die Schutzengel-Meditation vom zweiten Schwangerschaftsmonat, den Kraftort vom fünften Schwangerschaftsmonat, die Krafthöhle vom neunten Schwangerschaftsmonat und auch die folgende Meditation werden dir und deinem Baby gut tun.

Lege dich bequem hin und spüre deinen Körper, wie er auf der Unterlage aufliegt. Lasse dich ganz auf die Unterlage herabsinken. Konzentriere dich auf deine Atmung. Versuche dich bei jedem Ausatmen ein wenig mehr von der Unterlage tragen zu lassen. Lasse dich mit jedem Ausatmen tiefer sinken.

Konzentriere dich nun auf deine Kopfhaut. Versuche sie ganz locker zu lassen, glätte auch die Falten auf deiner Stirn. Schließe die Augen ganz locker. Deine Zunge liegt entspannt im Mundboden. Nimm deine Schultern wahr und lasse sie ganz tief sinken. Auch deine Arme dürfen sich ausruhen. Gib das ganze Gewicht deiner Arme an die Unterlage ab. Deine Beine fallen locker auseinander und ruhen auf der Unterlage. Mit jedem Ausatmen spürst du, wie sich jede Faser deines Körpers entspannt.

Stelle dir nun vor, du stehst unter einer Lichtdusche. Ein helles angenehmes Licht umspült dich und dein Baby. Genieße das angenehme Licht und spüre, wie dein ganzer Körper und auch dein Baby durch das Licht allmählich zu leuchten beginnen.

Nimm dein Baby ganz deutlich auf dir wahr. Spüre seine Atmung. Spüre die Wärme, die von ihm ausgeht. Nimm das bedingungslose Urvertrauen deines Babys zu dir wahr, das es ihm ermöglicht, ganz gelöst auf dir zu ruhen.

Spüre, wie dieses absolute Loslassen langsam auf dich übergeht. Dabei entsteht in dir vielleicht das Gefühl einer tiefen Verwurzelung, gepaart mit der Freiheit, in den Himmel zu fliegen. Genieße dieses Gefühl.

Nimm nun noch einmal dein Baby wahr. Spüre die enge Verbindung zu ihm auch außerhalb deines Körpers. Ein energetisches Band verbindet euch und lässt die Wurzeln deines Babys wachsen. Besonders in seinem ersten Lebensjahr seid ihr beiden eine Einheit. Das Band ist sehr eng. Mit den Jahren wird es immer lockerer werden, bis sich dein Kind eines Tages noch einmal von dir abnabeln und davonfliegen wird. Doch bis dahin genießt die Zeit miteinander. Genießt die Zeit des Kennenlernens, des Entdeckens, des Staunens, des Wachsens und der Liebe, die das Vertrauen nährt. Lacht miteinander.

Spüre dieses Band zwischen euch ganz deutlich. Nimm eure Atmung und eure Bewegung wahr. Vielleicht spürst du dabei den Gleichklang, die Harmonie zwischen euch. Wenn du Fragen an dein Baby hast, kannst du sie ihm gerne stellen. Vielleicht bist du am Anfang noch ein wenig unsicher, was es braucht und empfindet. Je deutlicher du das Band zwischen euch wahrnimmst und auf dein Bauchgefühl hörst, desto sicherer wird das Verstehen zwischen euch. Diese Einigkeit auch ohne Worte wird langsam wachsen. Lasse dich darauf ein.

Bleibt so lange in dieser Harmonie liegen, wie ihr es wollt. Genießt diesen kostbaren Moment.

Spüre deinen Körper, wie er auf der Unterlage liegt. Spüre, welche Teile deines Körpers Kontakt mit der Unterlage haben. Nimm dich nun wieder ganz bewusst im Raum wahr und fange langsam an, dich in deinem eigenen Rhythmus zu bewegen. Atme tief durch und öffne, wenn du wieder dazu bereit bist, deine Augen. Sei wieder ganz im Hier und Jetzt.

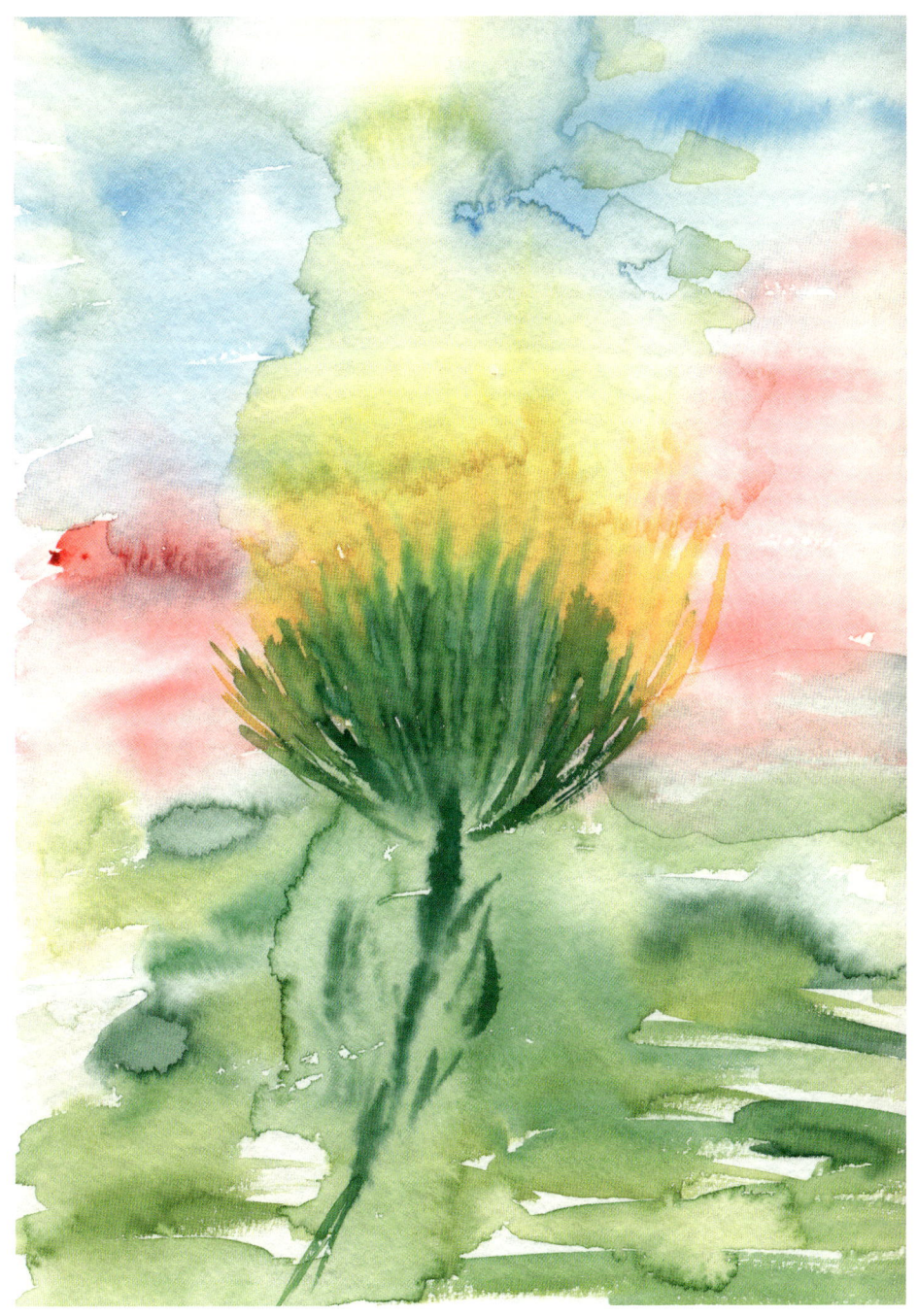

Nachwort

„Wenn die Kinder klein sind,
gib ihnen Wurzeln;
wenn sie groß sind,
schenke ihnen Flügel.“

indisches Sprichwort

Je stärker die Wurzeln eines Kindes sind, desto freier kann es ins Leben fliegen.

Zuerst muss eine Beziehung aufgebaut werden, ein bedingungsloses Vertrauen entstehen, damit die Kinder später langsam loslassen, neue Beziehungen knüpfen, sich frei entfalten und letztendlich davonfliegen können.

Diese Wurzeln, dieses Urvertrauen werden in den ersten Lebensjahren besonders von der Mutter geprägt.

Höre auf dein Bauchgefühl und genieße die unbeschreibliche Beziehung einer Mutter zu ihrem Kind in den ersten Lebensjahren. Diese Zeit kommt nicht mehr zurück.

Wunsch

Eine Schwangerschaft und eine Geburt sind unbeschreibliche Momente im Leben einer Frau. Deshalb wünsche ich mir, dass die Meditationen dir helfen, dich vertrauensvoll auf das Abenteuer Schwangerschaft, Geburt und Mutterschaft einzulassen.

Ich wünsche mir, dass mit den Meditationen viele Kinder auf natürlichem Weg das Licht der Welt erblicken.

Höre auf deine innere Stimme und habe Mut!

Dank möchte ich meinem Mann sagen, der mich auf all meinen Wegen tatkräftig unterstützt, sowie meinen drei wundervollen Kindern, ohne die es dieses Buch nicht geben würde.

Dank den Frauen in meiner Praxis, die ich auf dem Weg der Schwangerschaft begleiten durfte.

Dank an Beate, die den Meditationen mit ihren Illustrationen Leben eingehaucht hat.

Dank dem Team des Stadelmann Verlags, das mich so wunderbar dabei unterstützt hat, mein Herzensanliegen zu verwirklichen.

Hofweier im Oktober 2011

Bianca Joggerst

Die Autorin

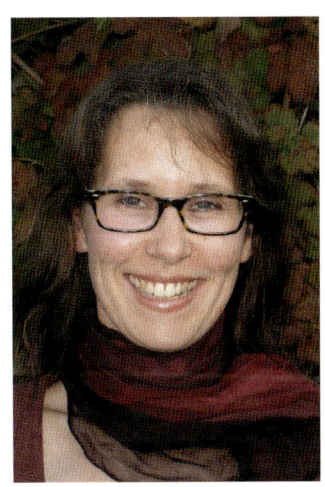

Bianca Joggerst ist Heilpraktikerin und Physiotherapeutin. In ihrer Naturheilpraxis begleitet sie Menschen aller Altersgruppen auf dem Weg, sich selbst zu finden und den eigenen Körper sowie seine Bedürfnisse wieder bewusst wahrzunehmen. Dabei legt sie ihre Schwerpunkte insbesondere auf die Energie- und Meditationsarbeit, aber auch auf die Stärkung der Wirbelsäule als „Lebensachse". Ihren großen Wissens- und Erfahrungsschatz gibt sie in Gesundheitskursen für Laien und Fortbildungsseminaren für Therapeuten weiter.

Die Autorin lebt im sonnigen Hofweier am Schwarzwaldrand, wo sie die Natur mit allen Sinnen genießt – am liebsten zusammen mit ihrem Mann und ihren drei Kindern.

Mehr zu Bianca Joggerst erfahren Sie auf ihrer Homepage www.joggerst.de

Die Illustratorin

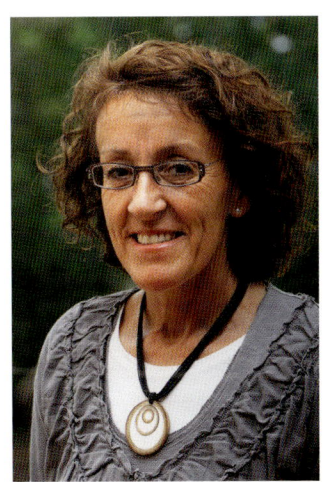

Die Vielfalt der Farben sieht **Beate Schulz** als Geschenk. Für die Hobby-Künstlerin spiegeln sich darin die Lebendigkeit und die Lebensfreude unseres Inneren. Nicht zuletzt deshalb findet sie beim Malen und dem kreativen Gestalten mit Naturmaterialen ihren Ausgleich zum Alltag.

Beate Schulz lebt mit ihrem Mann und zwei erwachsenen Söhnen in Hohberg. Dort arbeitet sie in der Gemeindeverwaltung und als Schulsekretärin.

Ihre Illustrationen zu den „Fühl-dich-wohl"-Meditationen sind ihr erstes veröffentlichtes Werk. Die Bilder zu den einzelnen Schwangerschaftsmonaten stellen das jeweilige Thema des Monats dar. Die Farben wurden nach den zugehörigen Chakren ausgewählt.

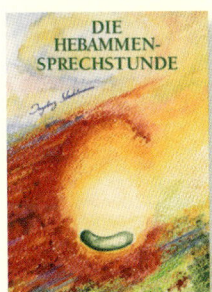
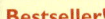
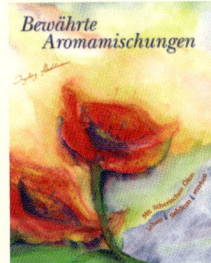
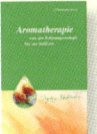
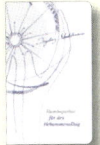
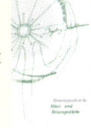
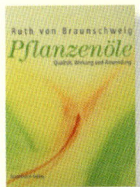
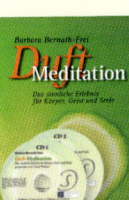
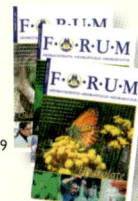
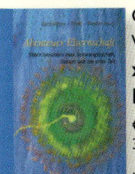
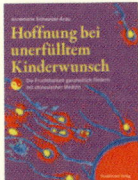
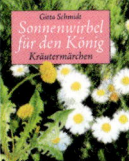
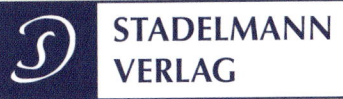

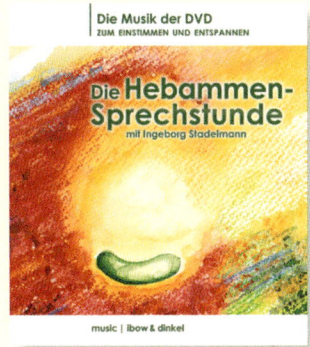
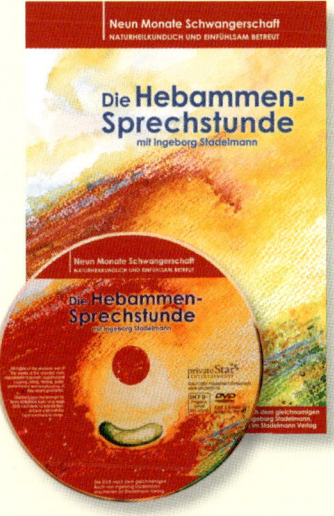
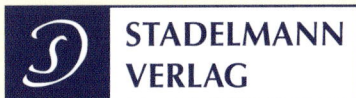